DR. JENNY SUTCLIFFE

RÜCKENSCHULE

LEICHT GEMACHT

Aus dem Englischen von
Annemarie Döring

Oesch Verlag

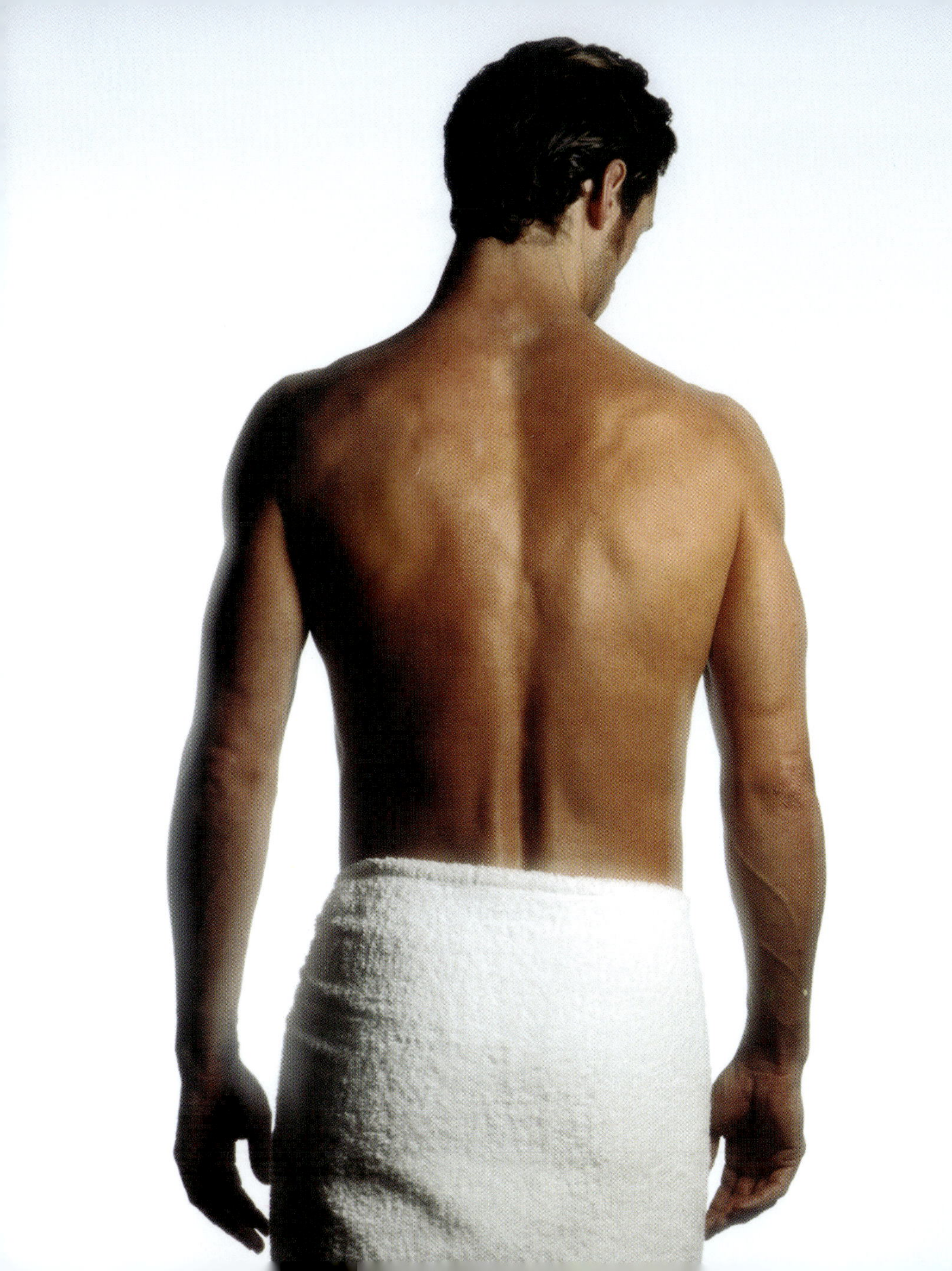

Die englische Originalausgabe erschien 2002
unter dem Titel *Exercise for a Strong Back* bei
Carroll & Brown Ltd., 20 Lonsdale Road, Queen's Park, London NW6 6RD

1. Auflage Februar 2006

Druck und Bindung: Graphicom, Vicenza
Printed in Italy

ISBN 3-0350-3030-8
EAN 978-3-0350-3030-3

Gern senden wir Ihnen unser Verlagsverzeichnis:
Oesch Verlag, Jungholzstraße 28, 8050 Zürich
E-Mail: info@oeschverlag.ch
Telefax 0041/44 305 70 66 (CH: 044/305 70 66)

Unser Programm finden Sie im Internet unter:
www.oeschverlag.ch

Die Übungen in diesem Buch bergen keinerlei Risiko, wenn sie wie beschrieben durchgeführt werden. Trotzdem sollten Sie Ihren Arzt um Rat fragen, ehe Sie mit diesem oder einem anderen Übungsprogramm beginnen, vor allem, wenn Ihr Gesundheitszustand bereits beeinträchtigt ist. Weder die Übungen in diesem Buch noch die begleitenden Informationen können eine ärztliche Beratung ersetzen. Falls Sie gesundheitliche Bedenken haben, ziehen Sie Ihren Arzt zu Rate. Weder die Autorin noch der Verlag können die Verantwortung für Verletzungen, Schädigungen oder Verluste übernehmen, die angeblich auf die Befolgung von Informationen oder Vorschlägen in diesem Buch zurückzuführen sind.

Inhalt

Einleitung

Rückenschmerzen gehören in unseren modernen Industrienationen zusammen mit Grippe und Erkältungen zu den häufigsten Ursachen für Krankschreibungen. Statistiken zufolge leiden rund zwei Drittel aller Erwachsenen in Deutschland zumindest zeitweise unter Rückenschmerzen. Dafür gibt es einen einfachen Grund: Unsere Wirbelsäule ist zwar ein Meisterwerk der Präzisionstechnik, hat sich aber noch nicht weit genug entwickelt, um die Belastungen des aufrechten Gangs vollständig verkraften zu können.

Was kann man gegen Rückenschmerzen tun, und wie beugt man ihnen vor? Früher galt Bettruhe als das einzige Heilmittel. Doch in den letzten zehn Jahren hat sich die Meinung der Experten zu diesem Thema geändert; heute empfehlen Mediziner Betroffenen (mit Ausnahme extremer Fälle), weiterhin den üblichen Tagesaktivitäten nachzugehen, sich jedoch eine rückengerechtere Lebensweise anzugewöhnen. Und genau darum geht es in diesem Buch.

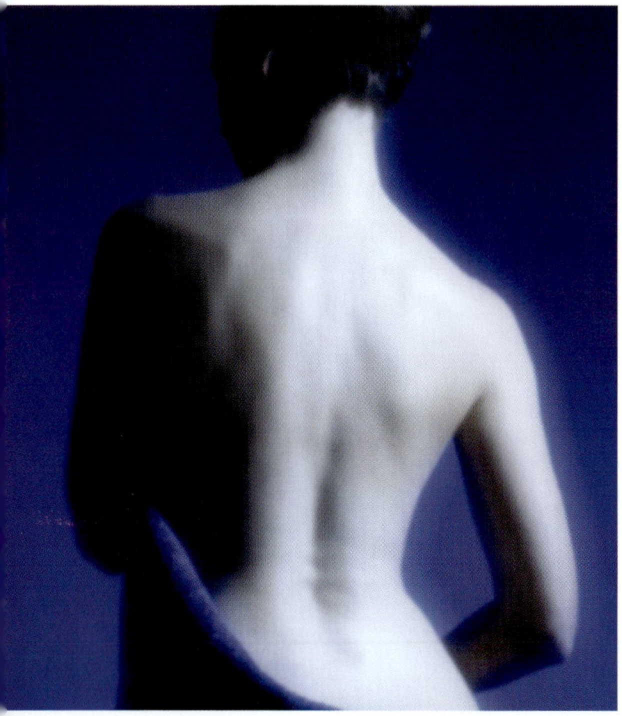

Rückenschule leicht gemacht erklärt, wie Ihr Rücken funktioniert, warum es verschiedene Arten von Rückenschmerzen gibt und wie Sie ihnen vorbeugen können. Das Buch bietet allgemeine Ratschläge, wie man seinen Rücken fit hält, aber auch ein konkretes Notfallprogramm mit Empfehlungen, was man tun kann, wenn plötzlich Schmerzen auftreten. Zudem enthält es eine Reihe von Übungen, die Sie – je nach Rückentyp, Beschwerden, Fitneßniveau und Lebensweise – in Ihren Alltag einbauen können. Wenn Sie diesen Schritt-für-Schritt-Anleitungen, Tips und Anregungen folgen, wird Ihr Rücken bald besser in Form sein. Außerdem werden Sie sich fitter fühlen, eine aufrechtere Haltung haben und dadurch in Ihrem täglichen Leben selbstsicherer wirken.

WIE MAN MIT DIESEM BUCH ARBEITET

Lesen Sie die einführenden Seiten genau durch, ehe Sie die Übungen ausprobieren. Auf den Seiten 5–13 wird beschrieben, wie man die Bewegungen richtig und ohne Risiko ausführt. Außerdem erfahren Sie dort, wie Ihr Rücken funktioniert und warum diese Übungen gut für Sie sind. Es werden auch ein paar Fachbegriffe erläutert, die Ihnen später beim Verständnis der Übungsanleitungen helfen können. (Diese Begriffe können Sie auch im Glossar am Ende des Buches nachschlagen.)

Anhand der Informationen im Kapitel »Einstieg ins Übungsprogramm« (Seite 12) können Sie herausfinden, welche Übungen für Ihre speziellen Probleme und Bedürfnisse am besten geeignet sind. Trotzdem ist es sinnvoll, sich erst einmal das ganze Buch – vor allem das Hauptübungsprogramm – anzuschauen, ehe Sie mit dem Training beginnen, damit Sie eine wohlüberlegte Entscheidung treffen können, welche Übungen Sie in Ihr Programm aufnehmen möchten. Dann öffnen Sie das Buch auf der Seite der Übung, die Sie als erstes machen wollen, entfalten den Fußteil, stellen das Buch auf eine Unterlage in der Nähe Ihres Übungsplatzes – und schon kann es losgehen.

Was sind Rückenschmerzen?

Unser Rücken ist einer der komplexesten, flexibelsten Bestandteile des menschlichen Skeletts. Er ist kräftig und beweglich zugleich und erfüllt viele lebenswichtige Funktionen (siehe Kasten rechts). Das bedeutet allerdings auch, daß er während unserer Alltagsaktivitäten enormen Anforderungen und Belastungen ausgesetzt ist. Dies macht ihn gleichzeitig zum verletzlichsten Teil des menschlichen Knochengerüsts. Wie viele von Ihnen sicher bereits leidvoll erfahren haben, kommen Rückenschmerzen und -beschwerden daher ziemlich häufig vor.

RÜCKENSCHMERZEN

Durch Schmerzen will Ihr Körper Ihnen sagen, daß etwas mit ihm nicht stimmt. Die Schmerzempfindung wird vom Gehirn erzeugt, und zwar als Reaktion auf Signale von Schmerzrezeptoren in der Haut, in inneren Organen, Muskeln und anderen Geweben. Die Intensität des Schmerzes hängt nicht von der Stärke solcher Signale ab, sondern von ihrer Anzahl und Häufigkeit.

AKUTER UND CHRONISCHER SCHMERZ

Es gibt zwei Arten von Schmerzbotschaften: Der »akute« Schmerzreiz bewegt sich mit einer Geschwindigkeit von 10 Metern pro Sekunde fort, während der »chronische« nur ungefähr einen Meter pro Sekunde zurücklegt. Akute Schmerzen sind intensiver, weil innerhalb derselben Zeitdauer mehr akute als chronische Schmerzsignale ausgesandt und empfangen werden können.

Akute Rückenschmerzen haben normalerweise eine klar erkennbare Ursache (siehe Seite 9), und es gibt meist auch eine spezielle Behandlung dafür. Die Ursache chronischer Schmerzen (siehe Seite 10) ist dagegen oft schwierig zu finden – selbst eine ärztliche Untersuchung ergibt häufig keinen auffälligen Befund. Das liegt daran, daß schon geringfügige Schäden an Gelenken, Muskeln, Bändern und Nerven der Wirbelsäule Schmerzen verursachen können. Die Ratschläge und Übungen in diesem Buch zeigen Ihnen, wie Sie Ihre Lebensweise ändern können, um solche Rückenbeschwerden mit der Zeit zu lindern und dem Neuauftreten von Schmerzen vorzubeugen (siehe Seite 10–11).

WARUM ENTSPANNUNG SO WICHTIG IST

Endorphine sind die »Wohlfühlhormone«, die Ihr Körper bei Aktivität und positiver Gemütsverfassung produziert. Solche Hormone können Schmerzempfindungen überdecken. Wenn Sie dagegen innerlich angespannt, ängstlich oder nervös sind, setzt Ihr Körper nicht genügend Endorphine frei, um Schmerzen zu lindern. Daher sollte man immer so entspannt wie möglich bleiben, damit der Organismus genügend Endorphine ausschüttet. Bei Problemen fragen Sie Ihren Arzt um Rat.

AUFGABEN DER WIRBELSÄULE

- Sie ist das stützende Gerüst des Körpers und ermöglicht ihm seine aufrechte Haltung
- Sie trägt den Kopf
- Sie ermöglicht Bewegungen nach vorn, nach hinten und seitwärts
- Sie umhüllt und schützt das Rückenmark (die Verlängerung des Gehirns im Inneren unserer Wirbelsäule)
- Die Zwischenwirbelscheiben (Bandscheiben) fungieren als Stoßdämpfer
- Die Wirbelkörper enthalten rotes Knochenmark, in dem Blutzellen und Mineralstoffe gebildet werden
- An der Wirbelsäule sind Muskeln und Bänder befestigt
- Die Brustwirbel (siehe Seite 6) besitzen Gelenkflächen, mit denen die Rippen verbunden sind

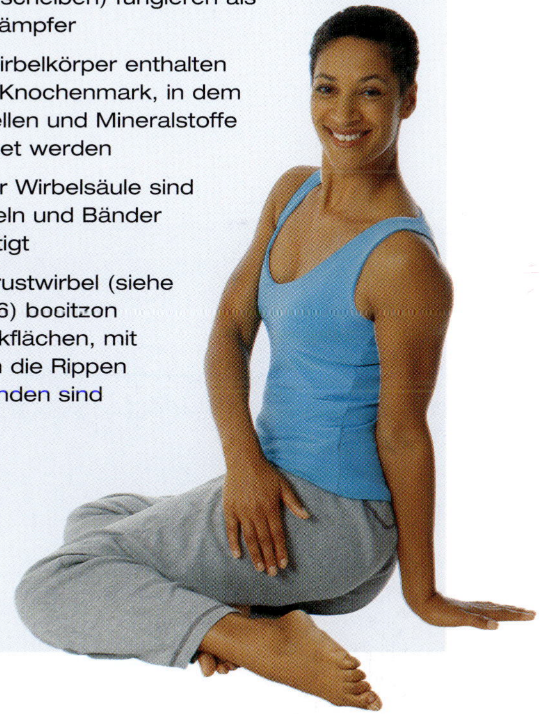

Aufbau der Wirbelsäule

Die Wirbelsäule besteht aus 33 Wirbeln; einige sind allerdings miteinander verwachsen, so daß es insgesamt nur 26 getrennte Knochen sind. Man unterteilt die Wirbelsäule – je nach Art der Wirbel – in fünf verschiedene Abschnitte (siehe Abb. unten). Die Funktionsweise Ihrer Wirbelsäule zu kennen erleichtert es, sie gesund und in Form zu halten.

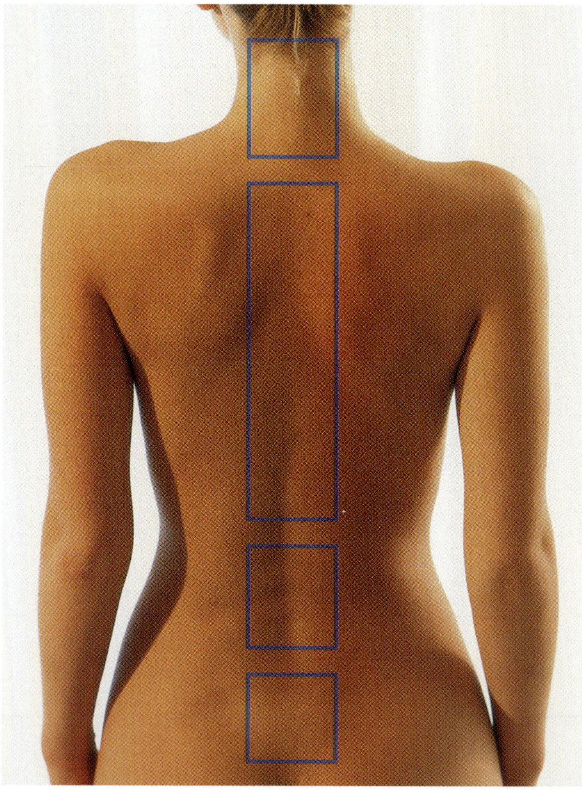

GELENKE

Die Wirbel sind mit den Rippen durch sogenannte Rippenwirbelgelenke verbunden. Gleichzeitig stehen sie durch je zwei Facettengelenke (Wirbelbogengelenke) und ein Bandscheibengelenk mit den benachbarten Wirbeln in Verbindung. Die Oberflächen der kleinen Facettengelenke sind mit Knorpel überzogen und von Gelenkschmiere umgeben; alles zusammen wird von einer Gelenkkapsel umschlossen. Dank der Gelenkschmiere können die beiden Knochen des Gelenks übereinandergleiten, ohne dabei aneinanderzureiben. Mäßige, aber regelmäßige körperliche Aktivität sorgt dafür, daß immer genügend Schmiere produziert wird.

Jedes Bandscheibengelenk besteht aus zwei Wirbeln und einer Bandscheibe. Die Bandscheiben fungieren als eine Art Polster oder Stoßdämpfer: Indem sie sich allen Formveränderungen anpassen, ermöglichen sie es der Wirbelsäule, sich zu bewegen, zu dehnen und zusammenzuziehen. Der Gallertkern im Inneren der Bandscheibe besteht aus einer zähflüssigen Substanz (85 % davon sind Wasser), während der harte äußere Faserring sich aus zähen Knorpelringen zusammensetzt. Die Bandscheiben können im Lauf der Tagesaktivitäten viel Flüssigkeit verlieren; deshalb brauchen sie regelmäßig ausreichend Erholung im Liegen, um sich zu regenerieren.

Die Wirbelsäule wird je nach Art ihrer Wirbel in fünf Abschnitte unterteilt (von oben nach unten): 7 Halswirbel; 12 Brustwirbel; 5 Lendenwirbel; 5 miteinander verwachsene Kreuzbeinwirbel und 4 ebenfalls verwachsene Steißwirbel (nicht abgebildet).

WAS IST EIN WIRBEL?

Ein typischer Wirbel besteht aus:

- einer zylindrischen Knochenmasse namens Wirbelkörper, die das Körpergewicht nach unten auf die anderen Wirbelkörper verteilt und durch eine Bandscheibe vom nächsten Wirbelkörper getrennt ist
- einer Ansatzstelle für Muskeln und Bänder; diese Dornfortsätze kann man als kleine Vorsprünge am Rücken sehen und ertasten
- einem Querfortsatz an jeder Seite, der ebenfalls als Ansatzpunkt für Muskeln und Bänder dient
- vier Facettengelenken (zwei oben und zwei unten), die den Wirbel mit dem darüber- und dem darunterliegenden Wirbel verbinden
- einem Wirbelbogen in der Mitte – dem Knochenring, der das Rückenmark umgibt

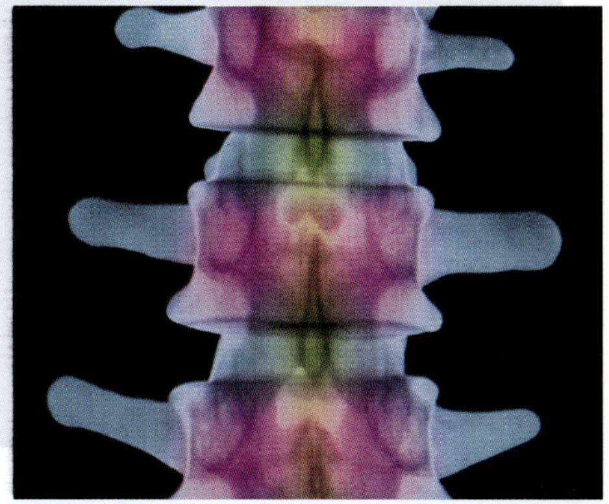

RÜCKENMARK UND NERVENWURZELN

Das Rückenmark leitet Sinnesreize wie beispielsweise Schmerzsignale vom Körper ans Gehirn weiter, das dann wiederum seine Befehle hinunter an die Muskeln sendet. Es gehört zum zentralen Nervensystem und erstreckt sich von der Schädelbasis durch den Wirbelkanal (Spinalkanal) in der Mitte der Wirbelsäule bis zu den Lendenwirbeln hinab. Zwischen jedem dieser Wirbel zweigen zwei Nerven vom Rückenmark ab – auf jeder Seite einer. Starke Rückenschmerzen entstehen normalerweise dadurch, daß die Wirbelsäule auf diese Nerven oder auf das Rückenmark selbst drückt.

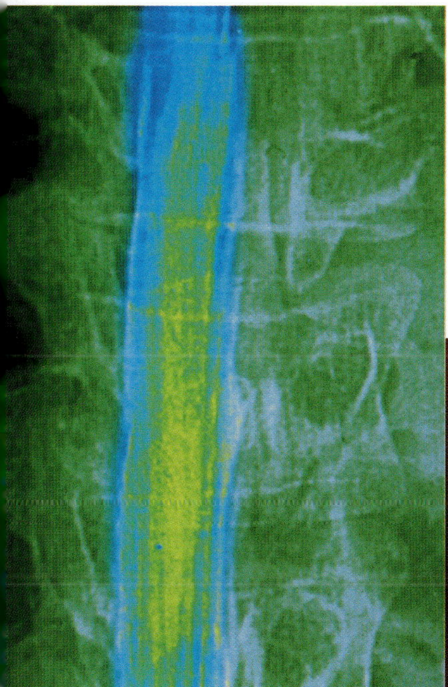

Das Rückenmark (blau-gelb) ist eine Verlängerung des Gehirns. Es leitet Sinnesinformationen aus dem Körper ans Gehirn sowie Befehle vom Gehirn an die Muskeln weiter und wird von der Wirbelsäule (hell) schützend umhüllt.

MUSKELN

Die Wirbelsäule wird durch ein kunstvolles Zusammenspiel von Muskeln gestützt und bewegt. Im Rücken befinden sich drei Hauptmuskelschichten. Die kleine innere Muskelschicht verbindet jeweils benachbarte Wirbel miteinander; die mittlere Schicht verbindet ganze Gruppen von Wirbeln; und die große äußere Schicht (Musculus erector spinae) verbindet die gesamte Wirbelsäule von oben bis unten. Die beiden großen Muskeln, die für die Bewegungen von Nacken und Schultern zuständig sind, bezeichnet man als Trapezmuskeln. Die Gesäßmuskeln stützen Kreuz und Becken.

Muskeln arbeiten immer paarweise zusammen: Zu jedem Muskel, der sich zusammenzieht (»Agonist«), gibt es einen Gegenspieler, der sich entspannt (»Antagonist«). So arbeiten die Bauchmuskeln mit der Rückenmuskulatur zusammen, um die natürliche Krümmung der Wirbelsäule aufrechtzuerhalten. Es gibt vier Hauptgruppen von Bauchmuskeln: die geraden Muskeln, die die Wirbelsäule beugen und strecken, zwei Paare schräger Muskeln, die den Rumpf beugen und drehen, und die queren Muskeln, die tiefste Schicht aller Bauchmuskeln, die unsere Eingeweide nach innen gezogen halten. Man sollte sämtliche Rücken- und Bauchmuskeln gleichmäßig trainieren, um einer Muskelschwäche oder einem muskulären Ungleichgewicht vorzubeugen, denn das kann zu Rückenschmerzen führen.

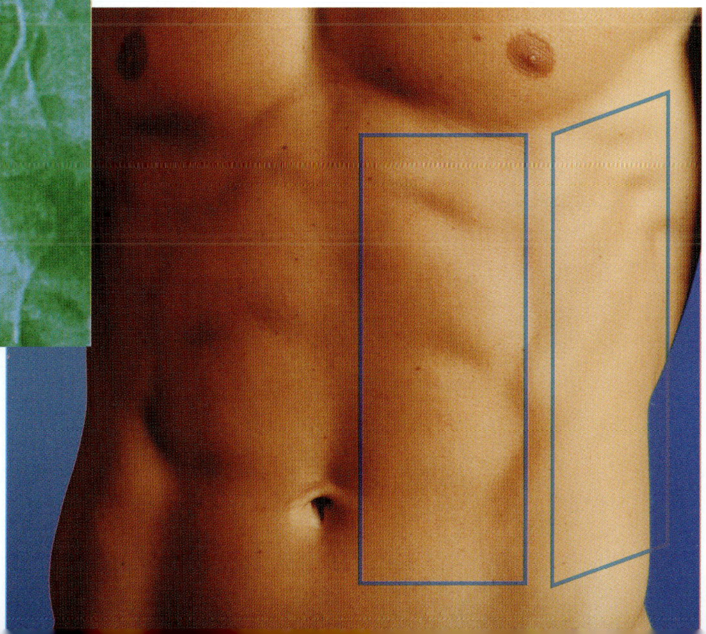

Es ist wichtig, Bauch- und Rückenmuskeln kräftig zu erhalten, denn ohne sie kann die Wirbelsäule Belastungen nicht verkraften. Durch die blauen Rahmen hervorgehoben, sind die geraden Bauchmuskeln (links) und die äußeren schrägen Bauchmuskeln (rechts) zu sehen.

BÄNDER

Breite Bänder aus derbem Bindegewebe verbinden die Wirbel miteinander, damit unsere Wirbelsäule sich als Ganzes bewegen kann. Zwei lange Bänder ziehen sich an der Vorder- und der Hinterseite der Wirbel das gesamte Rückgrat entlang; kleine Bänder verbinden benachbarte Wirbel miteinander. Die Bänder sind schlecht mit Blut versorgt und heilen daher nach Verletzungen nur sehr langsam.

Die Bedeutung einer guten Haltung

Von hinten betrachtet, ist die Wirbelsäule eine gerade Linie in der Mitte des Rückens. Von der Seite sollte sie jedoch gebogen erscheinen. Brust- und Kreuzbeinwirbelsäule sind nach hinten gekrümmt. Das sind die Hauptkrümmungen, die wir schon bei unserer Geburt haben. Hals- und Lendenwirbelsäule dagegen sind nach vorn gebogen. Diese Krummungen entwickeln sich erst in Säuglingsalter, wenn das Baby lernt, den Kopf zu heben und sich aufzusetzen.

Die natürlichen Krümmungen geben Ihrem Rücken Elastizität und ermöglichen es ihm, sich aufrecht zu halten, den Zug der Schwerkraft, Ihr Körpergewicht und die Erschütterungen beim Gehen oder Laufen aufzufangen. Daher ist es für eine rückengerechte Lebensweise am wichtigsten, auf diese naturliche Haltung zu achten (siehe Kasten rechts).

HALTUNGSPROBLEME

Wenn Ihr Rücken zu gerade oder zu stark gebogen ist, vermag die Wirbelsäule den täglichen Belastungen nicht standzuhalten, was zu Rückenproblemen führen kann. Bestehende Probleme beeinflussen die Reihenfolge, in der Sie bestimmte Übungsschritte ausführen sollten. Anhand der untenstehenden Punkte können Sie überprüfen, ob Sie zu folgenden Fehlhaltungen neigen:

- Flachrücken: ein übermäßig gerader, starrer Rücken
- Hohlrücken (Lordose): eine übermäßige konkave Krümmung im Lendenwirbelsäulenbereich
- Rundrücken (Kyphose): eine übermäßige konvexe Krümmung des Rückens, die wie ein Buckel aussieht

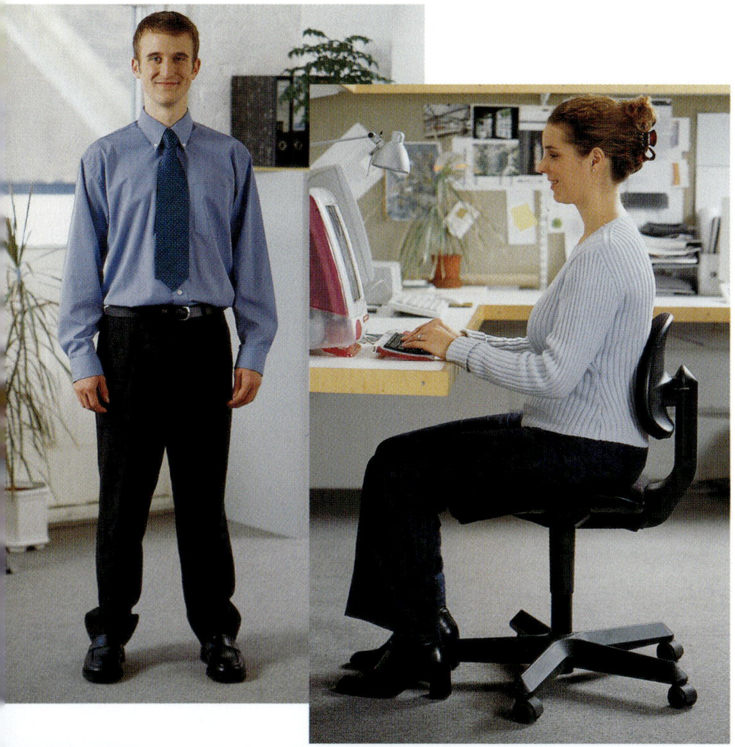

Bemühen Sie sich stets um eine gute Haltung – nicht nur im Stehen, sondern auch im Sitzen und wenn Sie sich bewegen, Sport treiben oder Gymnastik machen. Weiterführende Informationen dazu finden Sie auf den Seiten 18 und 20.

TIPS FÜR DIE RICHTIGE HALTUNG

- Die höchste Stelle Ihres Körpers sollte nicht die Stirn, sondern der Scheitelpunkt Ihres Kopfes sein.
- Kopf, Nacken und Kinn sollten sich in neutraler Position befinden – weder vorgestreckt noch zu weit eingezogen.
- Halten Sie die Schultern locker und entspannt.
- Versuchen Sie, weder ein Hohlkreuz zu machen noch die Schultern vornübersinken zu lassen, damit Ihr Rücken stets seine normalen Krümmungen beibehält.
- Ziehen Sie die Bauchmuskeln ein.
- Halten Sie die Knie leicht gebeugt. Ihre Füße sollten hüftbreit auseinander auf dem Boden stehen und nach vorn zeigen.
- Wenn Sie längere Zeit stehen müssen, verlagern Sie Ihr Gewicht von einem Fuß auf den anderen.
- Wenn Sie an einer Arbeitsfläche stehen, stellen Sie die Höhe möglichst so ein, daß Sie sich nicht zu weit vorbeugen müssen.

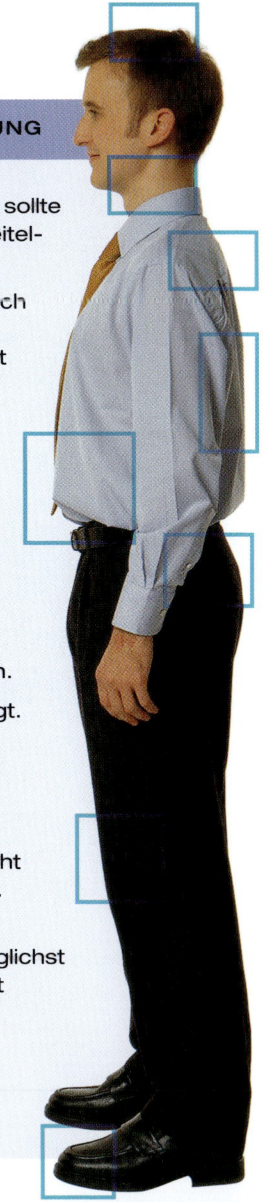

Akute Rückenschmerzen

Diese starken, unangenehmen, oft ganz plötzlich einsetzenden Schmerzen können auf einen bestimmten Rückenbereich begrenzt sein oder – wenn eine Nervenwurzel eingeklemmt ist – auch in den Arm (Brachialgie) oder das Bein (Ischialgie) ausstrahlen. Meist sind akute Rückenschmerzen auf ein chronisches Rückenproblem zurückzuführen, das sich immer wieder bemerkbar macht. Bei schwacher Rücken- oder Bauchmuskulatur kann schon eine plötzliche oder falsche Bewegung zu einem Bandscheibenvorfall, einer Facettengelenkentzündung oder einem Bänderriß führen. Chronische Abnutzungserscheinungen wie Arthrose oder Osteoporose können ebenfalls so schlimm werden, daß sie akute Schmerzen verursachen.

BANDSCHEIBENVORFALL

Beim Stehen, Sitzen und Bücken wird ungeheurer Druck auf die Bandscheiben ausgeübt. Wenn Muskeln und Bänder nicht genügend Unterstützung bieten, kann es passieren, daß sie sich seitlich oder in den Wirbelkanal vorwölben oder »vorfallen«. Eine Bandscheibe kann nicht verrutschen, da sie an den Wirbelkörpern befestigt ist; vielmehr entsteht ein Riß im Faserring, durch den der Gallertkern austritt. Das erzeugt Muskelkrämpfe und Schmerzen im betroffenen Bereich. Wenn die Ausbuchtung auf eine Nervenwurzel drückt, kommt es oft nicht nur im Rücken, sondern im ganzen Versorgungsgebiet dieses Nervs zu starken Schmerzen (siehe Ischias, Seite 80–81).

FACETTENGELENKENTZÜNDUNG

Die kleinen Facettengelenke, die die Wirbel miteinander verhaken, können sich entzünden, wenn die Wirbel zu dicht zusammengedrückt oder durch plötzlichen Druck verschoben werden. Dann schwillt die Gelenkkapsel an und verursacht Schmerzen, die auch in andere Bereiche ausstrahlen können, falls sie auf einen Nerv drückt.

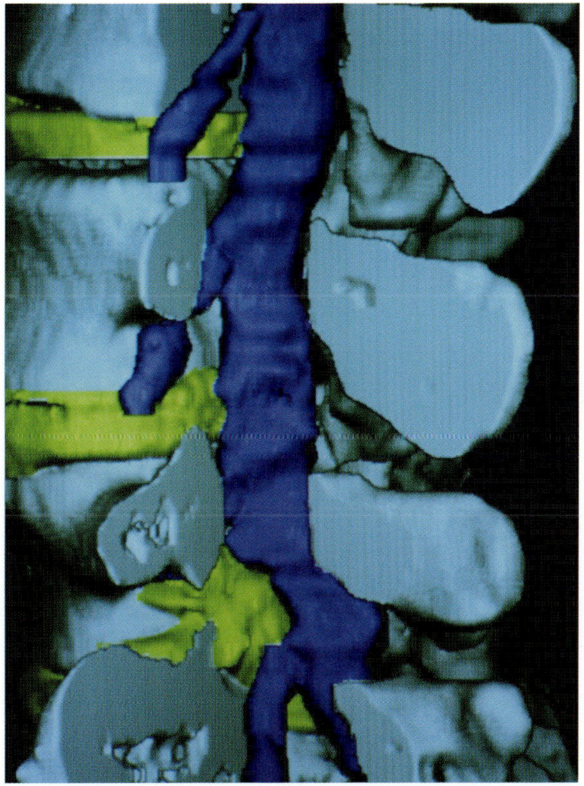

WIRBELKANALSTENOSE (SPINALKANALSTENOSE)

Bei der Spinalkanalstenose verengt sich der Wirbelkanal (Spinalkanal), der das Rückenmark umschließt. Da das Rückenmark sehr empfindlich auf Druck reagiert, kann schon eine leichte Verengung starke Schmerzen und andere neurologische Symptome (siehe Kasten unten) hervorrufen. Ein verengter Spinalkanal kann angeboren sein, aber auch durch einen Bandscheibenvorfall oder eine Arthrose (siehe Seite 82–83) entstehen, wenn knöcherne Auswüchse (Osteophyten) in den Kanal hineinragen.

Dieses Szintigramm zeigt eine vorgefallene Bandscheibe (grün, Mitte unten), die auf das Rückenmark (blau) drückt. Der äußere Faserring der Bandscheibe ist geschädigt, so daß der Gallertkern austritt und Schmerzen, unter Umständen auch ein Taubheitsgefühl im betroffenen Bereich hervorruft.

NOTFALLMASSNAHMEN

Wenn man sich bei einem Sturz oder Unfall die Wirbelsäule verletzt, können neurologische Symptome wie Taubheitsgefühl oder Kribbeln auftreten. Ursache kann ein Bruch oder eine Verrenkung eines Wirbels sein. Halten Sie in so einer Situation absolut still, denn jede Bewegung kann zu einer Lähmung führen, und lassen Sie den Notarzt rufen.

Chronische Rückenschmerzen

Chronischer Rückenschmerz ist eine der häufigsten Beschwerden in unserer westlichen Welt und hauptsächlich auf Haltungsfehler und eine sitzende Lebensweise zurückzuführen. Woher der Schmerz kommt, ist oft gar nicht so genau zu eruieren, denn schon kleine Verletzungen von Weichteilen, Muskeln, Bändern oder Gelenken der Wirbelsäule können zu ständigen oder immer wiederkehrenden Schmerzen führen. Einige der wichtigsten Ursachen führen wir im folgenden auf.

SCHLECHTE HALTUNG

Jede Haltung, die die natürlichen Krümmungen der Wirbelsäule (siehe Seite 8) verändert, kann chronische Schmerzen verursachen. Deshalb ist es wichtig, eine schlechte Haltung möglichst rasch zu korrigieren, ehe man sich daran gewöhnt hat; denn Muskeln und Bänder können sich Fehlhaltungen anpassen, die Wirbelsäule aber nicht. Durch den ungleichmäßigen Druck auf die Wirbelsäule (eine Muskelgruppe wird überdehnt, während die Muskeln auf der Gegenseite erschlaffen) können die Bandscheiben ihre Elastizität verlieren und die Facettengelenke zu sehr zusammengedrückt werden. Oft fördert das sogar die Entstehung einer Arthrose. Um Ihre Haltung zu verbessern, sollten Sie die Ratschläge auf Seite 8 und im Rest dieses Buches befolgen. Falls Sie trotzdem weiterhin Haltungsprobleme haben, könnte Ihnen die Alexander-Technik weiterhelfen (siehe Seite 89).

MUSKELSCHWÄCHE

Die Wirbelsäule braucht die Unterstützung von Bauch- und Rückenmuskulatur, damit sie auf der ganzen Länge gleichmäßig belastet wird. Zu schwache Bauch- oder Rückenmuskeln haben nicht genügend Spannung, um das zu gewährleisten. Wenn die Rückenmuskeln stärker sind als die Bauchmuskeln (was meistens der Fall ist), können an der Vorderseite der Wirbelsäule Bänder belastet und Gelenke geschädigt werden. Wenn Sie die Übungen in diesem Buch regelmäßig machen, können Sie Bauch- und Rückenmuskulatur gleichermaßen kräftigen.

MUSKULÄRES UNGLEICHGEWICHT

Die meisten Menschen beanspruchen nicht beide Arme gleich stark. Dadurch entwickeln sich die Muskeln auf einer Körperseite stärker als auf der anderen. Schon ein geringer Unterschied kann sich auf die Gelenke der Brustwirbelsäule auswirken: Es kann passieren, daß sich die kleinen Muskeln auf der stärkeren Seite zu sehr anspannen. Dann verlieren die Bänder ihre Elastizität, die Bandscheiben werden zusammengedrückt, und die Facettengelenke verkanten sich. In Extremfällen kann das zur Entstehung einer Skoliose führen (Seite 84–85). Einem solchen muskulären Ungleichgewicht können Sie vorbeugen, indem Sie sich um eine korrekte Haltung bemühen, mit allen Übungen auf Ihrer schwächeren Seite beginnen und Taschen abwechselnd auf beiden Seiten tragen oder sich für einen Rucksack entscheiden, der das Gewicht gleichmäßig auf beide Schultern verteilt.

Sportarten, die vorwiegend einhändig ausgeübt werden, wie beispielsweise Tennis, können zu muskulärem Ungleichgewicht führen. Die Übungen in diesem Buch helfen Ihnen, die Muskeln auf der weniger häufig beanspruchten Seite Ihres Körpers zu stärken.

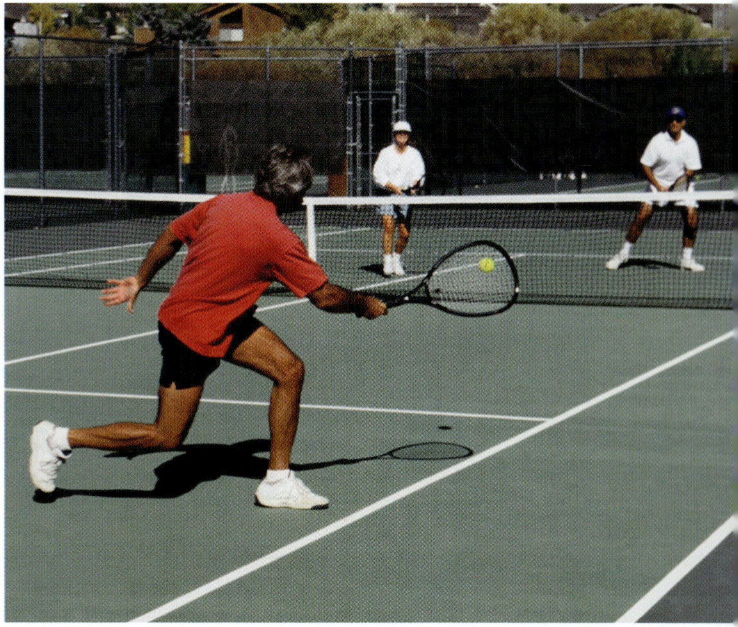

SITZENDE LEBENSWEISE

Muskeln, Bänder und Gelenke müssen regelmäßig trainiert werden, um gesund zu bleiben. Denn Bewegung erhält nicht nur die Muskeln stark, sondern versorgt gleichzeitig auch die Gewebe mit wichtigen Nährstoffen. Ohne Bewegung trocknen die Bandscheiben aus und schrumpfen. Dann werden die Facettengelenke zu dicht aufeinandergedrückt, und die Bänder verlieren ihre Elastizität. Bewegungsmangel führt auch häufig zu Übergewicht, das die Wirbelsäule zusätzlich belastet.

Leichtes bis mäßiges, aber regelmäßiges Training ist wichtig, um Ihre Muskeln, Bänder und Gelenke gesund und in Form zu halten.

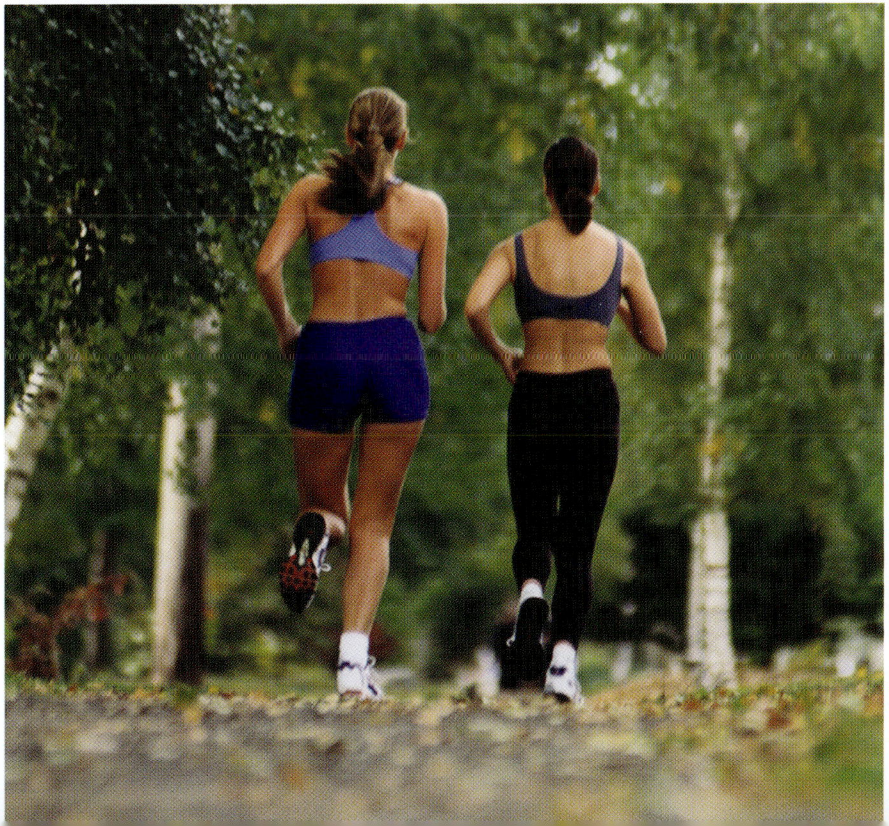

BÄNDER UND FACETTENGELENKE

Eine Bänderzerrung oder ein Bänderriß kann sowohl akute als auch chronische Schmerzen verursachen, denn es dauert lange, bis so eine Verletzung richtig heilt. Ein überdehntes Band ist häufig zu schwach, um Ihre Bewegungen richtig kontrollieren zu können; ein zuwenig beanspruchtes Band dagegen kann steif werden. Seien Sie insbesondere vorsichtig mit Ihren Bewegungen, wenn Sie erst vor kurzem ein Bänderproblem hatten, denn geschädigte Bänder sind besonders anfällig für Verletzungen.

Auch Facettengelenke sind sehr empfindlich und können bei jeder übermäßigen oder falschen Belastung Probleme bereiten.

DEGENERATIVE ERKRANKUNGEN

Je älter man wird, um so häufiger führen fortschreitende degenerative Erkrankungen wie Arthrose (siehe Seite 82–83) oder Osteoporose (siehe Seite 86–87) zu chronischen Schmerzen.

Die Bechterew-Krankheit (auch als »Bambuswirbelsäule« bezeichnet) ist eine erblich bedingte degenerative Erkrankung, die hauptsächlich junge Männer betrifft. Erstes Anzeichen sind morgendliche Steifheit und chronische Schmerzen im Rücken. Wenn die Erkrankung dann fortschreitet und sich von der Lendenwirbelsäule auf die Halswirbelsäule ausbreitet, verwachsen die Wirbel allmählich miteinander, und Bandscheiben und Bänder verhärten sich, bis die Wirbelsäule in einer stark vornübergebeugten Haltung versteift.

Einstieg ins Übungsprogramm

Auf diesen beiden Seiten erfahren Sie, wie Sie und Ihr Rücken am meisten von den Übungen in diesem Buch profitieren können. Es ist wichtig, die Übungen auszuwählen, die sich am besten für Sie eignen, und bei allen Bewegungen auf die Signale Ihres Körpers zu achten. Legen Sie vorher alles parat, was Sie dazu brauchen (siehe Kasten rechts). Sie können die Anzahl der Übungen in Ihrem Programm je nach Fitneßgrad und der zur Verfügung stehenden Zeit variieren. Wählen Sie ein für Sie angemessenes Tempo.

Lesen Sie erst sämtliche Übungsanleitungen, ehe Sie mit dem Programm beginnen. Dadurch lernen Sie alle Varianten kennen und können später bei der Auswahl der Übungen eine wohlüberlegte Entscheidung treffen. Falls Sie nicht so viel Zeit haben, hier ein paar Abkürzungsmöglichkeiten:

- Lesen Sie den Kasten »Ist diese Übung gut für mich?« auf der ersten Seite jeder Übungsanleitung.
- Klären Sie ab, ob Sie ein Haltungsproblem haben (siehe Seite 8), denn davon hängt unter Umständen die Auswahl und Reihenfolge Ihrer Übungen ab.
- Finden Sie mit Hilfe der Notfallpläne (Seite 14–17) heraus, welche Übungen für den Anfang am besten für Sie geeignet sind.
- Falls Sie vermuten oder wissen, daß Sie an Beschwerden leiden, die im Kapitel »Problemrücken« (Seite 80–87) beschrieben sind, lesen Sie dieses vorab. Dort finden Sie Ratschläge, mit welchen Übungen Sie es zuerst versuchen sollten.
- Lesen Sie den Kasten »Zweck der Übung« in jeder Übungsanleitung, und bauen Sie mindestens zwei Bauchmuskelübungen, eine Rückendehnübung und eine Übung, bei der die Wirbelsäule gedreht wird, in Ihr Programm ein.
- Beachten Sie die »Vorsicht«-Boxen. Diese warnen Sie vor Übungen, die möglicherweise nicht für Sie geeignet sind.

ACHTUNG

Fragen Sie vor Beginn jeder Rückengymnastik Ihren Arzt um Rat, falls Sie an einem der folgenden Probleme leiden:

- einer Herz-Kreislauf-Erkrankung
- einer neurologischen Erkrankung
- Osteoporose
- starker Arthrose, vor allem im Halswirbelsäulenbereich
- immer wieder auftretendem Schwindelgefühl

WAS SIE FÜR DIE ÜBUNGEN BRAUCHEN

- Genügend Platz, an dem Sie ungestört sind
- Lockere, bequeme Kleidung und Turnschuhe, die Ihre Fußknöchel gut abstützen
- Eine Gymnastikmatte, die es in den meisten Sportgeschäften zu kaufen gibt, um bei Übungen im Liegen Ihre Wirbelsäule abzupolstern
- Einen bequemen Stuhl mit gerader Lehne, der niedrig genug ist, daß Sie beim Sitzen die Füße auf den Boden stellen können
- Wasser, um Austrocknung zu vermeiden
- Zwei kleine Handtücher, die bei bestimmten Übungen gebraucht werden
- Handgelenksgewichte, um den Schwierigkeitsgrad zu erhöhen, sobald Sie die Übungen gut beherrschen

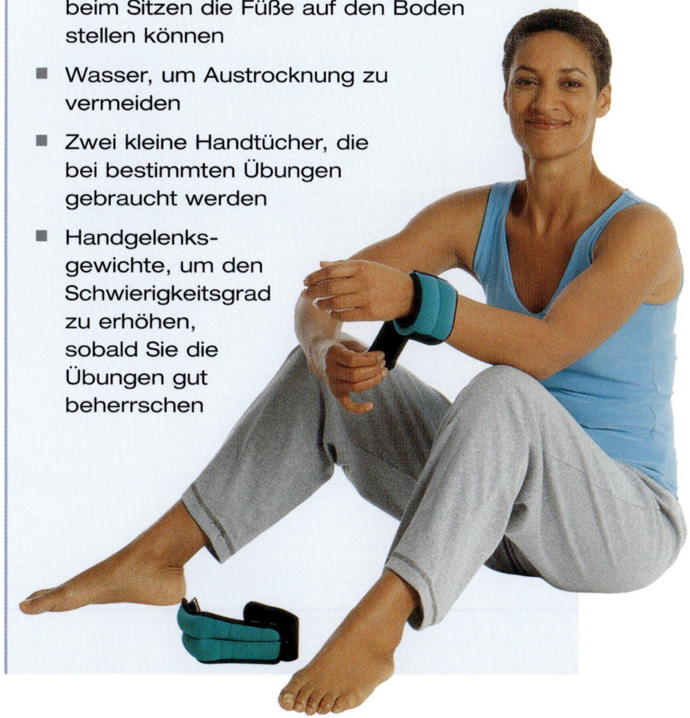

REGELMÄSSIG TRAINIEREN

Wenn Sie die Übungen in diesem Buch regelmäßig machen, bleibt Ihr Rücken beweglich und schmerzfrei, Ihre Haltung verbessert sich, und auch Ihr allgemeines Wohlbefinden und Selbstbewußtsein wird mit der Zeit steigen.

Nehmen Sie sich etwa dreimal pro Woche eine Stunde Zeit für ein ausgiebiges Rückentraining. An den übrigen Tagen genügen ein paar einfache Übungen zur Entspannung, beispielsweise die Dehnübungen bei der Arbeit (siehe Seite 18–21).

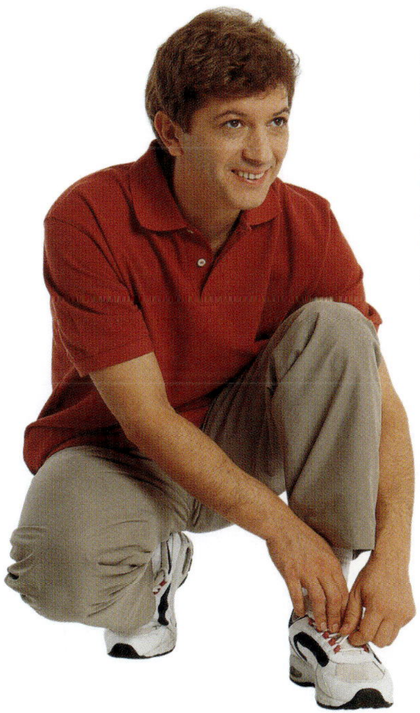

Tragen Sie bei sportlichen Aktivitäten, bei denen das ganze Gewicht Ihres Körpers auf einzelnen Gelenken wie z. B. den Fußknöcheln lastet, lockere, bequeme Kleidung und Schuhe, die Ihren Knöcheln genügend Halt geben.

DEN SCHWIERIGKEITSGRAD ANPASSEN

Wenn Ihnen die Übungen im Hauptprogramm zu schwierig oder aus anderen Gründen unangenehm sind, beginnen Sie mit den »einfachen Varianten«. Mit ein bißchen Übung werden Sie bald beweglicher und kräftiger und können zum Hauptprogramm übergehen. Sobald Sie die Hauptübungen beherrschen, bauen Sie zusätzlich die Variante »Für Fortgeschrittene« in Ihre Übungsabfolge ein oder machen sie als eigene Übung.

WEITERE SCHRITTE

Zusätzlich sollten Sie sich um eine rückengerechtere Lebensweise bemühen. Entwickeln Sie realistische Strategien, um in Ihrem täglichen Leben genügend Bewegung zu bekommen und auf eine gute Haltung zu achten. Sie könnten beispielsweise zu Fuß zur Arbeit gehen oder einmal pro Woche einen Yoga-Kurs besuchen. Auf Seite 92 finden Sie weitere Vorschläge.

ACHTEN SIE AUF DIE SIGNALE IHRES KÖRPERS

Wenn Sie Rückenschmerzen bekommen, die bei Bewegung oder einer Änderung Ihrer Körperhaltung nicht aufhören, liegt dies vielleicht nicht an der Wirbelsäule. Solche Schmerzen können die verschiedensten Ursachen haben: zum Beispiel eine Entzündung der Bauchspeicheldrüse oder Gallenblase; Nierenentzündungen oder -steine; Herz-Kreislauf-Erkrankungen; Grippe; eine Hirnhautentzündung; gutartige oder bösartige Tumoren. Bei Verdacht auf eine solche Erkrankung hören Sie bitte mit den Übungen auf und gehen sofort zum Arzt.

DIE RICHTIGE ÜBUNGSTECHNIK

- Machen Sie vor den Hauptübungen stets die Aufwärmübungen (siehe Seite 22–33)
- Lesen Sie alle Übungsanleitungen genau durch.
- Machen Sie zu jeder Übung stets auch die »Wichtige Anschlußübung« (sofern vorhanden).
- Respektieren Sie Ihre Grenzen und steigen Sie bei dem Schwierigkeitsgrad ein, der für Sie angemessen ist. Zwingen Sie sich niemals zu einer Bewegung oder Position, die Ihnen schwerfällt.
- Führen Sie alle Übungen langsam und kontrolliert durch, vor allem beim Auf- und Abrollen der Wirbelsäule.
- Achten Sie stets auf eine gute Haltung (siehe Seite 8).
- Denken Sie auch daran, immer tief durchzuatmen.
- Bringen Sie Ihre Wirbelsäule am Ende des Übungsprogramms in eine neutrale Position zurück, indem Sie ein paar Minuten lang entspannt auf der Matte liegen.
- Falls Sie Schmerzen bekommen, unter Schwäche- oder Schwindelgefühl oder Kurzatmigkeit leiden, hören Sie sofort mit den Übungen auf. Wenn Sie schwer atmen oder sich überhitzt fühlen, verlangsamen Sie Ihr Übungstempo.

Notfallplan: akute Schmerzen

Ob heftige Schmerzen plötzlich auftreten oder sich langsam und allmählich aufbauen – Sie sollten auf jeden Fall sofort etwas dagegen tun. Beantworten Sie dazu die untenstehenden Fragen. Die Informationen in diesem Diagramm ersetzen jedoch keinen ärztlichen Rat.

Haben Sie ganz plötzlich sehr starke Schmerzen bekommen?

- JA → (weiter)
- NEIN → Sind in letzter Zeit Schmerzen aufgetreten, die sich nun verschlimmert haben?

Sind in letzter Zeit Schmerzen aufgetreten, die sich nun verschlimmert haben?

- JA → Haben Sie in letzter Zeit Fieber gehabt oder sich müde und abgeschlagen gefühlt?

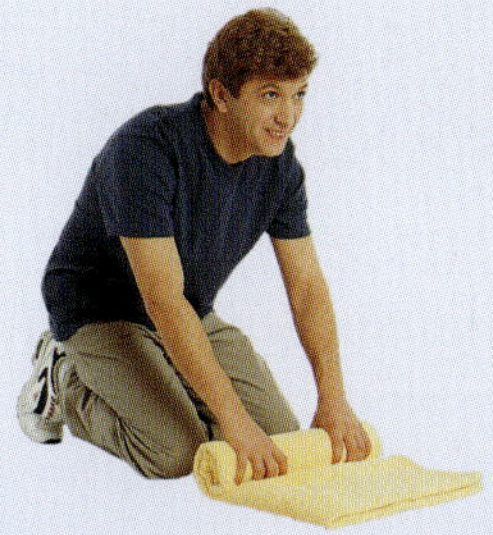

Haben Sie in letzter Zeit Fieber gehabt oder sich müde und abgeschlagen gefühlt?

- JA → **Möglicherweise sind die Ursachen anderer Natur (siehe Kasten auf S. 13).** **Gehen Sie zum Arzt.**
- NEIN → Verschlimmern sich die Schmerzen nach dem Stehen oder Gehen und bessern sich beim Bücken oder Vorbeugen?

Verschlimmern sich die Schmerzen nach dem Stehen oder Gehen und bessern sich beim Bücken oder Vorbeugen?

- JA → **Möglicherweise leiden Sie an einer Spinalkanalstenose.** **Gehen Sie zum Arzt.**
- NEIN → (weiter)

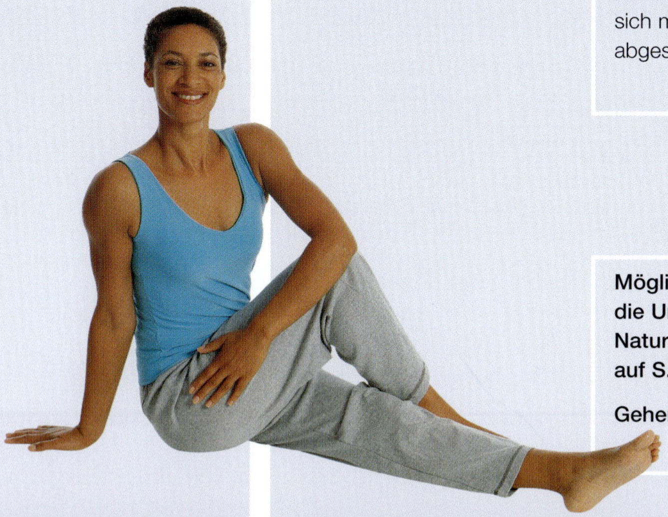

ENTLASTUNGSHALTUNGEN FÜR DEN NOTFALL

Falls Sie die im Flußdiagramm beschriebenen Übungen als zu unangenehm empfinden, entspannen Sie sich in einer der folgenden Positionen, bis es Ihnen besser geht.

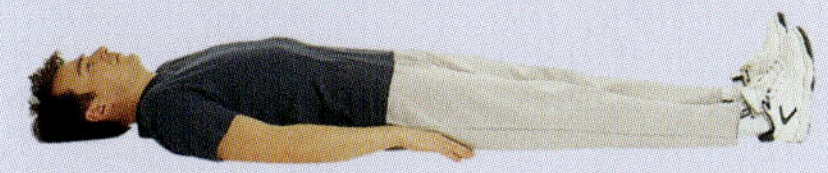

Legen Sie sich flach auf den Rücken, atmen Sie tief durch und entspannen Sie sich, so gut Sie können.

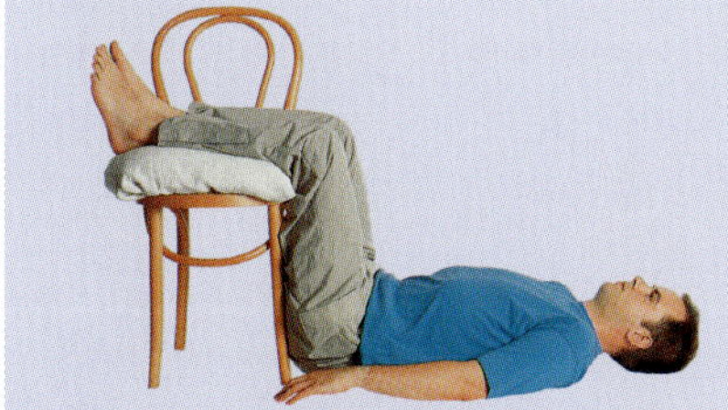

Lassen Sie in Rückenlage die Unterschenkel auf einer bequemen Oberfläche ruhen.

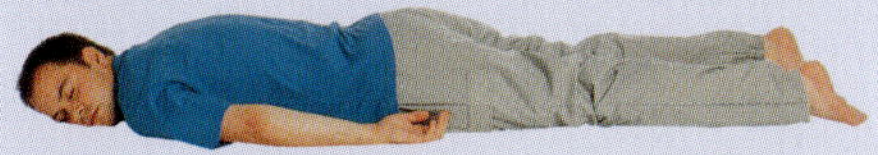

Legen Sie sich auf den Bauch, und drehen Sie den Kopf auf die Seite, auf der es Ihnen am meisten Erleichterung verschafft.

Falls der Schmerz sich nicht innerhalb der nächsten 48 Stunden bessert oder ganz verschwindet, gehen Sie so bald wie möglich zum Arzt.

Hat der Schmerz nach einem Sturz oder einer Rückenverletzung begonnen?

NEIN → Sind Sie über 50, weiblich und haben die Wechseljahre schon hinter sich, oder ist in Ihrer Familie häufiger Osteoporose vorgekommen?

NEIN → Hat der Schmerz nach dem Heben eines Gegenstandes, einer Bück- oder Drehbewegung begonnen, oder hat Ihre Wirbelsäule plötzlich »blockiert«?

NEIN

JA

JA

JA

Möglicherweise ist ein Wirbel gebrochen oder verrenkt.

Gehen Sie zum Arzt oder rufen Sie sofort einen Krankenwagen.

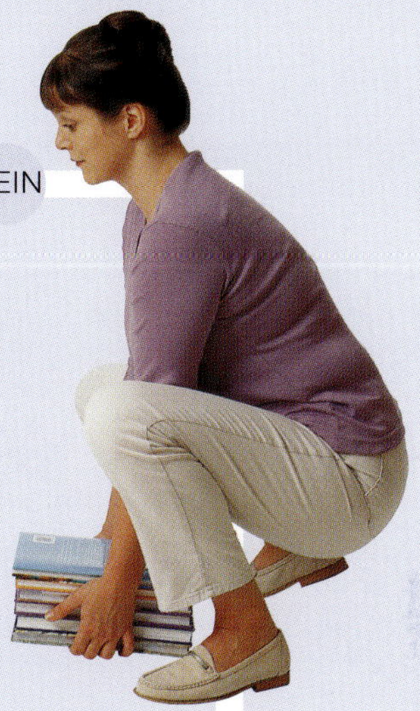

Beschränkt Ihr Schmerz sich auf einen kleinen, begrenzten Bereich?

NEIN → Sitzt der Schmerz in Kreuz und Gesäß, oder schießt er ins ganze Bein hinein?

NEIN → Haben Sie Schmerzen in Nacken, Schultern oder Arm?

NEIN → **Möglicherweise leiden Sie an einem Bandscheibenvorfall, einer Facettengelenksschädigung oder verkrampfter Muskulatur (siehe S. 9).**

Machen Sie folgende Übungen: Beckenkippen (S. 36–37), Bauch-Curl (S. 40–41) und Rückenstreckung (S. 66–67).

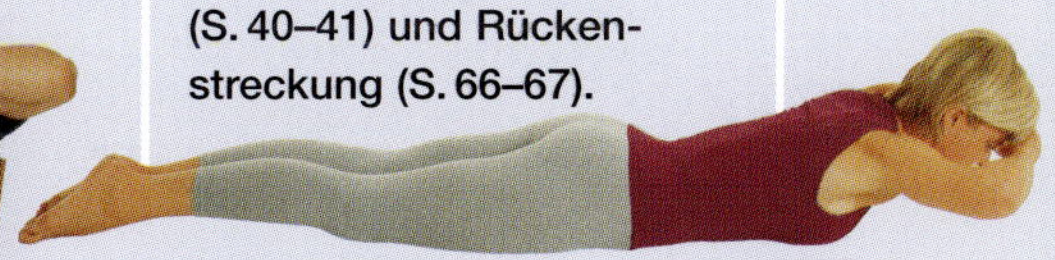

JA

JA

JA

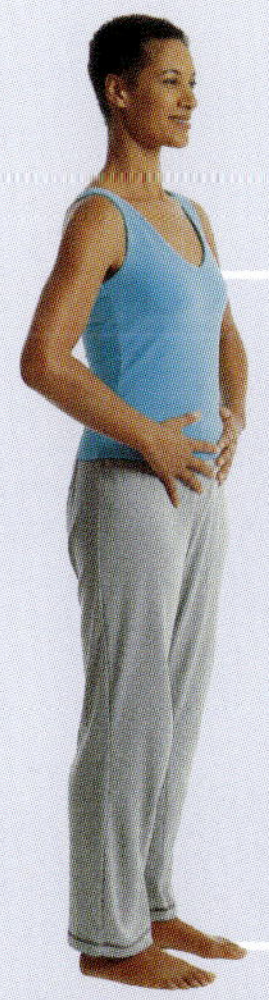

Vielleicht sind Muskeln oder Bänder geschädigt (siehe S. 10 und 11).

Machen Sie folgende Übungen: Beckenkippen (S. 36–37), Die Katze (S. 46–47) und Hüftschwung im Sitzen (S. 74–75).

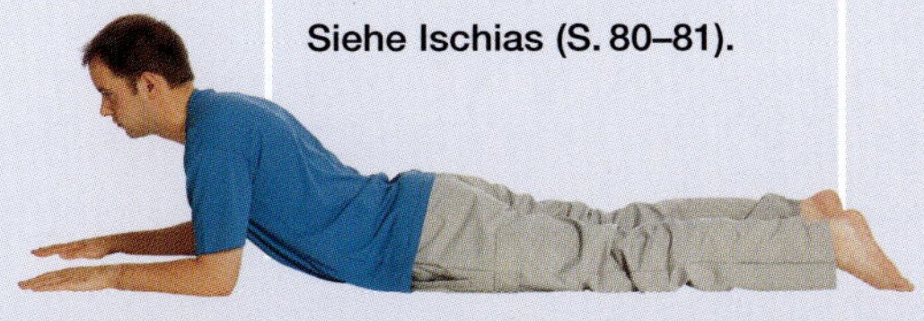

Möglicherweise leiden Sie aufgrund eines Bandscheibenvorfalls oder eines Problems mit den Facettengelenken (siehe S. 9 und 11) unter Ischias.

Siehe Ischias (S. 80–81).

Vielleicht leiden Sie an einer Brachialgie (siehe S. 9).

Machen Sie folgende Übungen: Nackenlockerung (S. 32–33), Schulterkreisen (S. 52–53) und Brustkorbdehnung (S. 54–55).

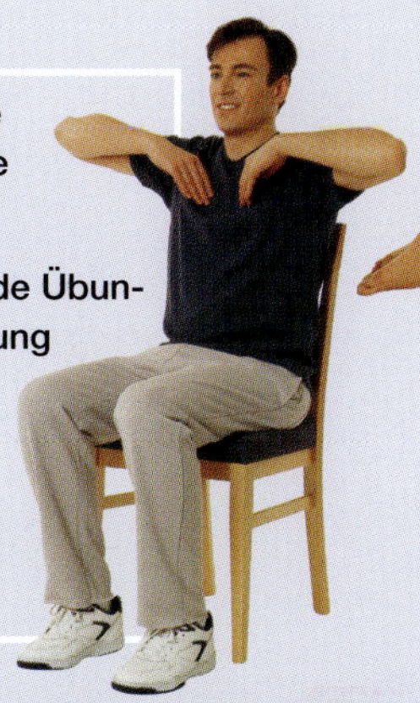

Notfallplan: chronische Schmerzen

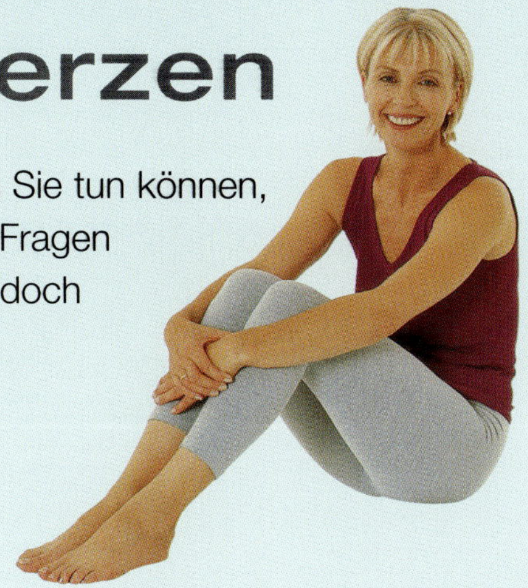

Wenn Sie ständig Rückenschmerzen haben, ist es gar nicht so einfach, herauszufinden, was Sie tun können, um die Beschwerden zu lindern und weiteren Problemen vorzubeugen. Die untenstehenden Fragen können Sie auf den richtigen Weg führen. Die Informationen in diesem Diagramm ersetzen jedoch keinen ärztlichen Rat.

Sie haben schon seit einiger Zeit Rückenschmerzen.

JA

Leiden Sie zusätzlich unter anderen Symptomen, zum Beispiel Müdigkeit, Gewichtsverlust oder Fieber?

JA → **Möglicherweise hängen die Ursachen nicht mit der Wirbelsäule zusammen (siehe Kasten auf S. 13).**

Gehen Sie zum Arzt.

NEIN → Verschlimmern sich die Schmerzen bei Kälte, nach körperlicher Aktivität und/oder morgens?

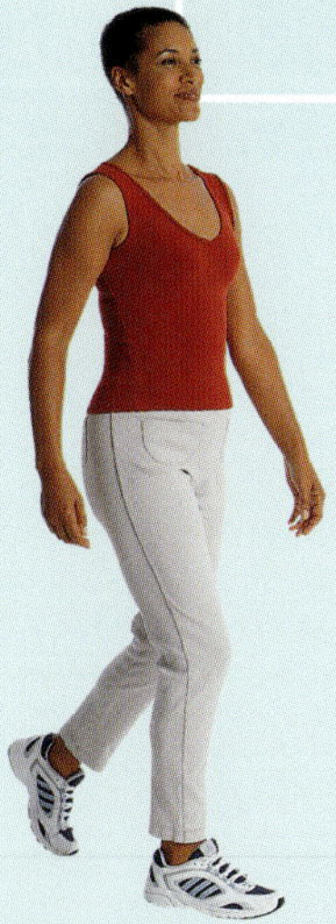

JA

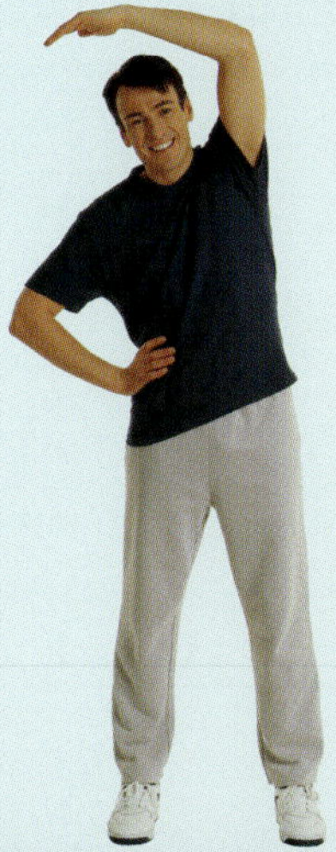

NEIN → Verschlimmern sich die Schmerzen, nachdem Sie längere Zeit gesessen, gestanden oder sich vorgebeugt haben?

JA → **Vielleicht leiden Sie unter verspannten Muskeln oder überdehnten Bändern aufgrund allgemeiner Ursachen wie schlechter Haltung, schwacher Muskulatur oder muskulärem Ungleichgewicht.**

Alle Übungen in diesem Buch werden dazu beitragen, Ihren Rücken zu kräftigen.

NEIN → **Möglicherweise ist Ihre Bauchmuskulatur zu schwach.**

Machen Sie folgende Übungen: Bauch-Curl mit und ohne hochgestreckte Beine (S. 40–43) und Training der schrägen Bauchmuskeln (S. 68–69).

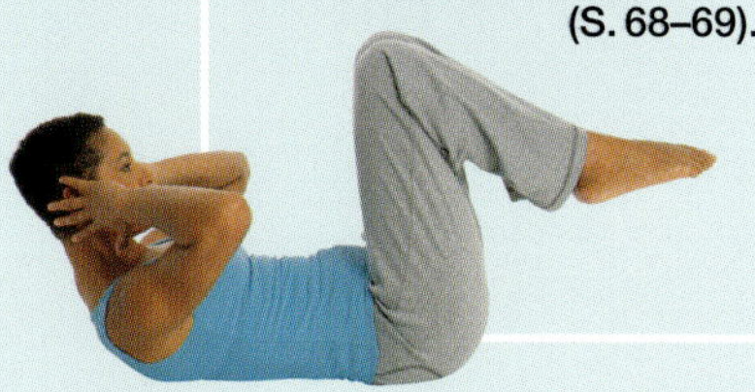

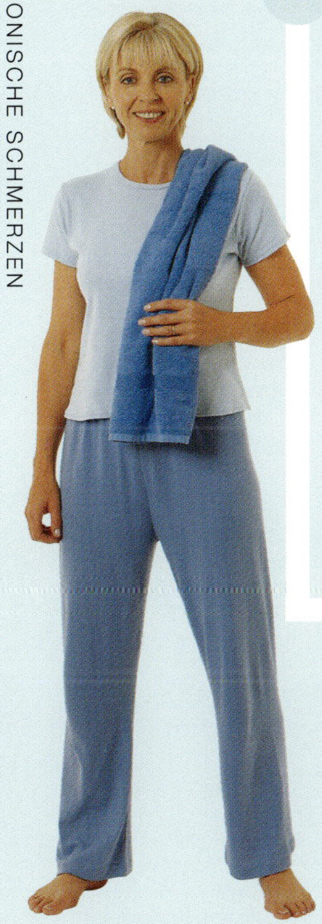

Haben Sie Schmerzen in der Leistengegend oder Hüfte, oder zieht sich der Schmerz bis in Oberschenkel und Knie?

NEIN → Haben Sie Schmerzen in Kreuz, Gesäß oder Nacken?

NEIN → Sind die Schmerzen frühmorgens am schlimmsten und verbessern sich durch Aktivität?

JA → **Möglicherweise leiden Sie an der Bechterew-Krankheit (siehe S. 11).**

Machen Sie folgende Übungen: Rückendehnung (S. 44–45), Die Katze (S. 46–47) und Rückenstreckung (S. 66–67).

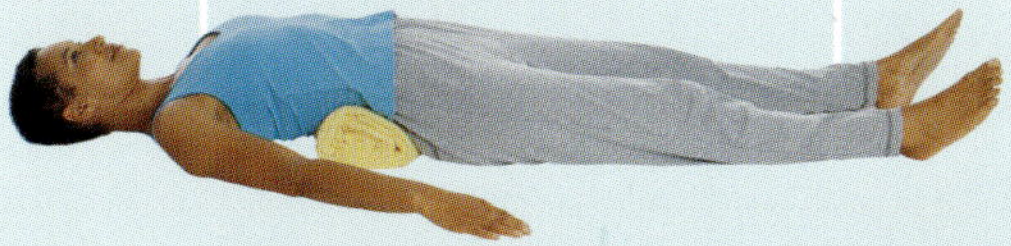

NEIN → **Vielleicht leiden Sie unter verspannten Muskeln oder überdehnten Bändern aufgrund schlechter Haltung, schwacher Muskulatur oder muskulärem Ungleichgewicht.**

Alle Übungen in diesem Buch werden dazu beitragen, Ihren Rücken zu kräftigen.

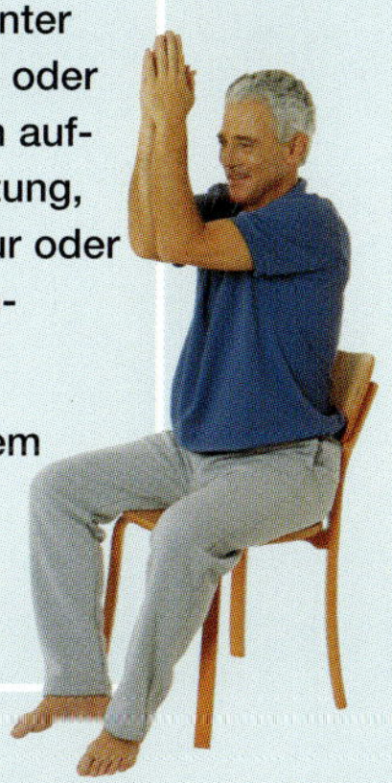

(Kreuz, Gesäß oder Nacken) JA → Sind Sie über 50?

JA → **Vielleicht leiden Sie an einer Arthrose der Wirbelsäule.**

Siehe Arthrose (S. 82–83).

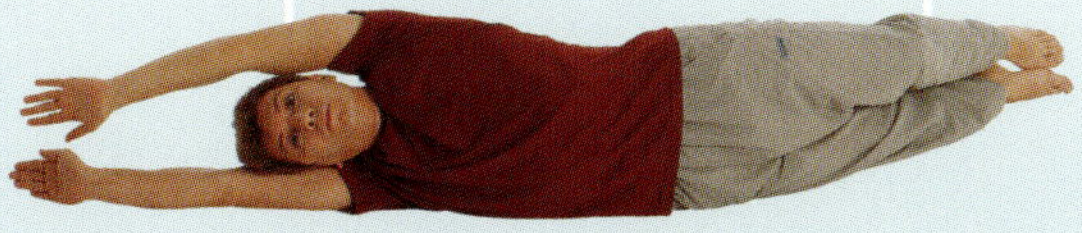

NEIN → (Vielleicht leiden Sie unter verspannten Muskeln …)

(Leistengegend oder Hüfte) JA → Sind Sie über 50?

JA → **Vielleicht leiden Sie an einer Hüftgelenksarthrose.**

Machen Sie folgende Übungen: Training der schrägen Bauchmuskeln (S. 68–69), Beckenheben (S. 70–71) und Seitliches Beinheben (S. 72–73).

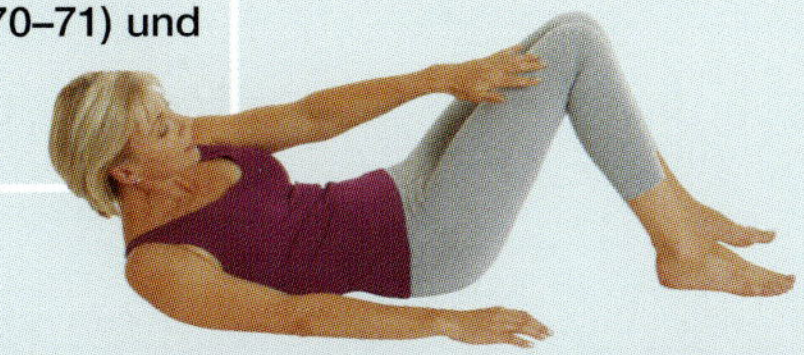

NEIN → **Vielleicht liegt eine Überdehnung der Bänder in der Kreuzbeingegend vor (siehe S. 11).**

Machen Sie hauptsächlich Übungen fürs Kreuz (S. 66–77).

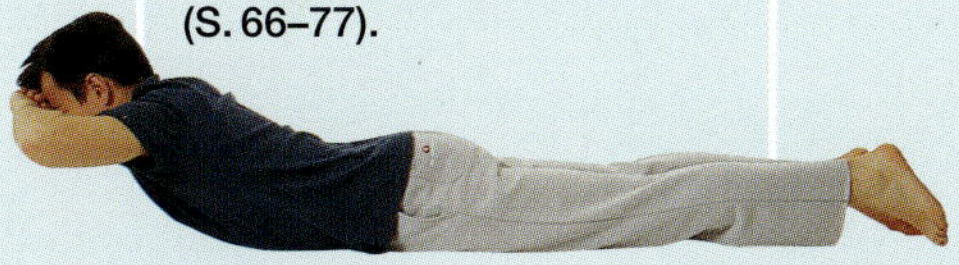

Dehnübungen bei der Arbeit: im Sitzen

Heutzutage sind die meisten Menschen »Schreibtischtäter«. Das ist ein Problem, denn Sitzen belastet die Wirbelsäule mehr als Stehen oder Gehen. Mit den folgenden einfachen Übungen können Sie diese Belastung reduzieren.

Im Sitzen verstärkt die Schwerkraft den Druck, den das Gewicht des Oberkörpers auf die Lendenwirbelsäule ausübt. Beträgt der Druck auf die Lendenwirbelsäule im Stehen 100 Prozent, so sind es beim aufrechten Sitzen schon 150 Prozent und beim krummen Sitzen gar 250 Prozent – daran können Sie sehen, wie wichtig eine gerade Haltung ist. Richtig erholen können Ihre Bandscheiben sich nur, wenn Sie sich hinlegen; das reduziert den Druck auf 25 Prozent.

Deshalb sollten Sie unbedingt auf eine rückengerechte Arbeitsumgebung achten. Sitzhöhe, Neigungswinkel und Position der Rückenlehne Ihres Bürostuhls sollten verstellbar sein. Versuchen Sie stets die richtige Sitzhaltung einzunehmen (siehe rechts) und das unten beschriebene Mini-Übungsprogramm zu absolvieren, um Verspannungen zu lockern. Es gibt besonders rückengerechte Stühle, die den Druck gleichmäßig auf Wirbelsäule, Oberschenkel und Knie verteilen, so daß die Wirbelsäule entlastet wird. Allerdings eignen solche Stühle sich nicht für Menschen mit Knieproblemen.

TIPS FÜR EINE GUTE SITZHALTUNG

- Halten Sie den Hals in neutraler Position. Der Scheitelpunkt des Kopfes sollte die höchste Stelle Ihres Körpers sein.
- Ihre Rückenlehne sollte aufrecht, aber so geformt sein, daß sie sich der Krümmung Ihrer Lendenwirbelsäule anpaßt.
- Die Sitzfläche sollte so breit sein, daß sie Ihren Oberschenkeln genügend Stütze bietet. Sie sollte entweder waagerecht oder um bis zu fünf Grad vorwärts gekippt sein.
- Die Sitzfläche sollte so hoch sein, daß Ihre Füße flach auf dem Boden stehen und Ober- und Unterschenkel einen rechten Winkel zueinander bilden.

Denken Sie bei der Schreibtischarbeit immer an folgendes:

- Sie sollten auf Ihren Computerbildschirm schauen können, ohne den Kopf zu weit nach oben oder nach unten neigen zu müssen.
- Ihre Arbeitsfläche sollte etwas niedriger sein als Ihre gebeugten Ellbogen, damit Sie sie wenn nötig aufstützen können.
- Sie sollten die Beine unter Ihre Arbeitsfläche schieben können, damit Sie sich nicht vorbeugen müssen, um die Tastatur zu erreichen.

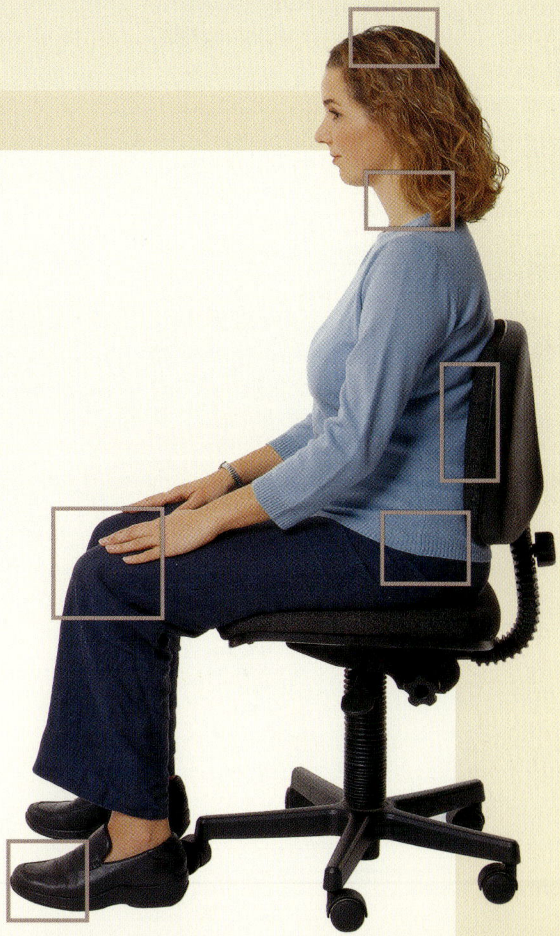

MINI-ÜBUNGSPROGRAMM IM SITZEN

Selbst wenn Sie bequem auf Ihrem Bürosessel sitzen, sollten Sie zwischendurch öfter mal eine Pause einlegen. Stehen Sie fünf- bis sechsmal am Tag auf, laufen Sie im Zimmer herum und dehnen Sie Ihre Wirbelsäule. Außerdem sollten Sie regelmäßig ein Mini-Übungsprogramm absolvieren, um Verspannungen zu lockern, die sich im Lauf des Arbeitstages gebildet haben. Die unten beschriebenen Übungen eignen sich am besten für den Arbeitsplatz. (Im Hauptübungsprogramm sind sie ausführlicher beschrieben.) Sie können Ihr Mini-Programm auch durch andere Übungen ergänzen – je nachdem, welche Ihnen besonders guttun. Arbeiten Sie dieses Programm erst einmal zu Hause durch, damit Sie wissen, wie man die Übungen richtig macht. Das sollte nicht länger als fünf Minuten dauern. Als nächstes versuchen Sie die Übungen an Ihrem Arbeitsplatz zu machen, und zwar mindestens einmal am Morgen und einmal am Nachmittag. Falls Sie wenig Zeit haben, können Sie die Übung »Beckenkippen« den ganzen Tag über immer wieder zwischendurch einschieben, ohne daß es Ihren Kollegen auffällt.

BECKENKIPPEN (Seite 36–37)

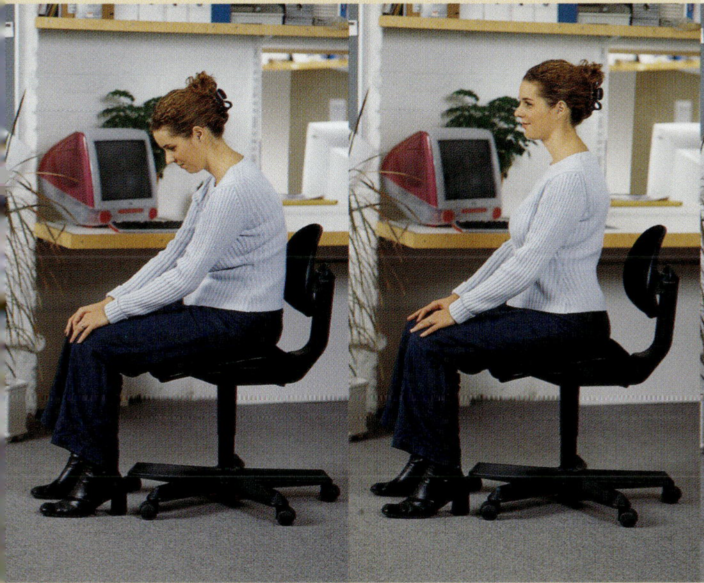

Lassen Sie den Oberkörper vornübersinken, so daß Sie auf den oberen Teil Ihres Gesäßes und Steißbeins zu sitzen kommen. Dann richten Sie sich gerade auf und machen ein Hohlkreuz, so daß Sie auf der Spitze Ihres Steißbeins sitzen. 10mal wiederholen.

WIRBELSÄULENDREHUNG (Seite 48–49)

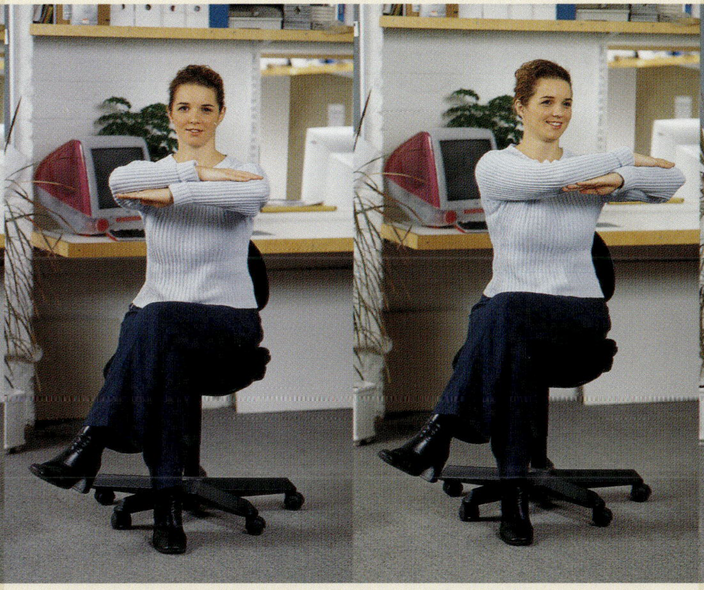

Schlagen Sie die Beine übereinander, und legen Sie Ihre Arme in Schulterhöhe aufeinander. Drehen Sie Oberkörper und Kopf 5mal abwechselnd nach links und nach rechts. Dann schlagen Sie die Beine andersherum übereinander und wiederholen die Übung.

SCHULTERKREISEN (Seite 52–53)

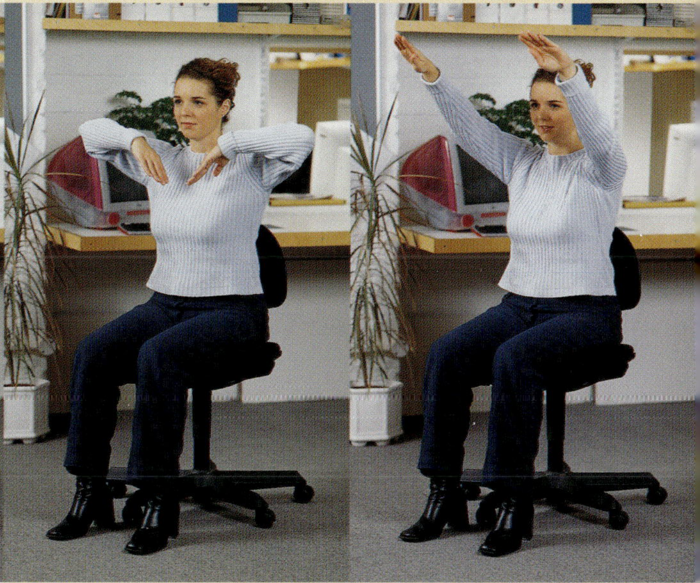

Kreisen Sie mit den Schultern 5mal rückwärts und 5mal vorwärts. Anschließend machen Sie das gleiche mit den Ellbogen. Zum Schluß lassen Sie Ihre Arme 5mal nach hinten kreisen.

Dehnübungen bei der Arbeit: im Stehen

Im Stehen wird zwar nicht soviel Druck auf die Wirbelsäule ausgeübt wie im Sitzen, doch auch das Stehen kann den Rücken auf die Dauer belasten. Falls Sie bei der Arbeit viel stehen müssen, können Sie Rückenproblemen mit den folgenden Übungen vorbeugen.

Wenn Sie längere Zeit bewegungslos dastehen, werden Ihre Wirbelsäulengelenke und -bänder schlechter mit Blut versorgt und mit Gelenkschmiere befeuchtet als bei Bewegung. Außerdem können die ständig gedehnten Bänder sich mit der Zeit ausleiern und bieten den Wirbelsäulengelenken dann nicht mehr genügend Halt. Wenn man an einer Arbeitsfläche steht, beugt man sich zudem unwillkürlich nach vorn. Dadurch spannen die Rückenmuskeln sich noch mehr an, und der Druck auf die Wirbelsäule erhöht sich. Den Schmerzen, die dadurch entstehen, können Sie vorbeugen, indem Sie auf eine gute Haltung achten (siehe Seite 8) und zwischendurch immer wieder das unten beschriebene Mini-Übungsprogramm machen.

Auch beim Heben und Tragen von Gegenständen, zu dem man bei der Arbeit gezwungen sein kann, ist eine gute Haltung wichtig. Grundsätzlich kann jede falsche, unausgewogene Bewegung der Wirbelsäule schaden; doch beim Bücken und Heben und bei Drehbewegungen ist die Verletzungsgefahr besonders groß. Beachten Sie daher die Empfehlungen zum richtigen Heben von Lasten im Kasten rechts.

TIPS ZUM RICHTIGEN HEBEN VON LASTEN

- Stellen Sie sich so nah wie möglich an den Gegenstand, den Sie heben möchten.
- Stehen Sie breitbeinig da; ein Fuß ist etwas weiter vorgeschoben als der andere, damit Sie das Gleichgewicht nicht verlieren.
- Beugen Sie Hüft- und Kniegelenke und kauern Sie sich nieder, statt sich zu bücken.
- Sobald Sie tief genug sind, um die Last aufnehmen zu können, heben Sie die Fersen leicht vom Boden ab.
- Die Last sollte sich beim Anheben möglichst in Ihrer Körpermitte befinden, damit das Gewicht gleichmäßig verteilt ist.
- Richten sie sich aus Ihrer Beinmuskulatur heraus langsam auf. Ihr Rücken bleibt dabei so gerade wie möglich.
- Halten Sie die Last nah am Körper.
- Führen Sie alle Bewegungen langsam und kontrolliert aus.
- Sie sollten niemals einen Gegenstand heben und dabei gleichzeitig eine Drehbewegung machen.

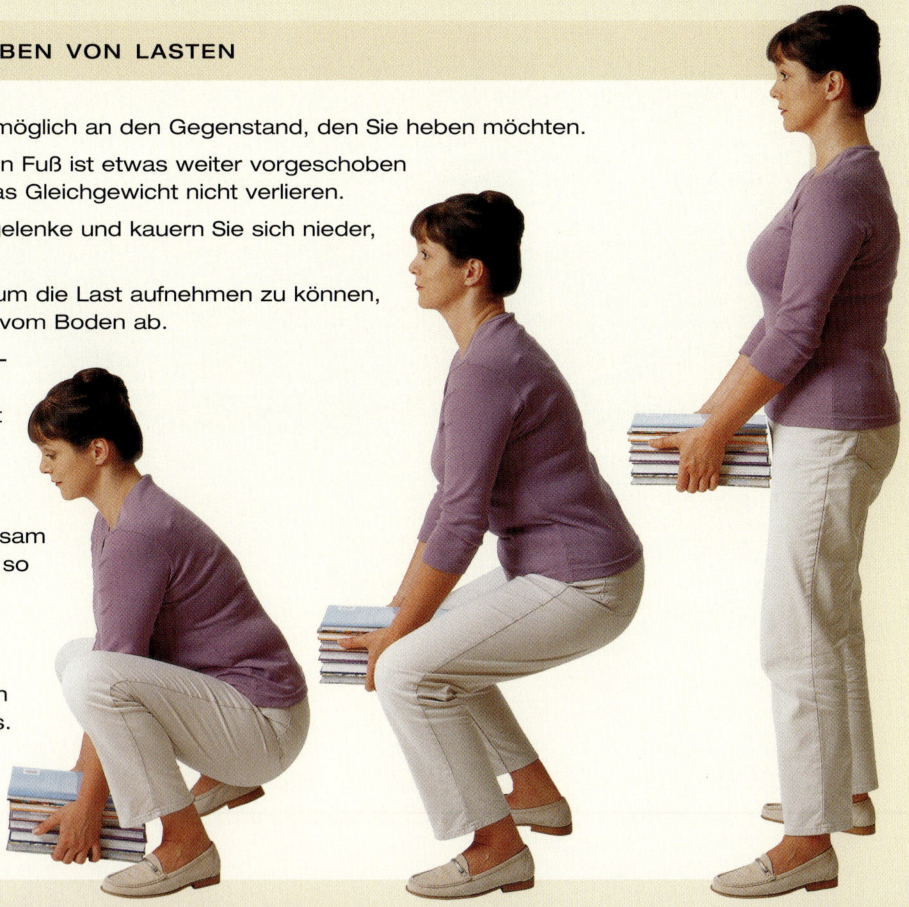

MINI-ÜBUNGSPROGRAMM IM STEHEN

Selbst wenn Sie theoretisch begriffen haben, was eine gute Haltung bedeutet, wird es Ihnen schwerfallen, zu »spüren«, ob Sie während Ihrer Alltagsaktivitäten richtig stehen. Daher empfiehlt es sich, Ihre Haltung zu Hause ab und zu im Spiegel zu überprüfen, um sicherzugehen, daß das, was Sie als richtige Haltung empfinden, auch wirklich richtig ist. Und selbst wenn Sie richtig stehen, sollten Sie regelmäßig ein Mini-Übungsprogramm machen, um Verspannungen zu lösen und Ihre Wirbelsäule zu dehnen. Wenn Sie möchten, können Sie es mit dem Mini-Programm im Sitzen kombinieren.

Arbeiten Sie dieses Programm erst einmal zu Hause durch, damit Sie wissen, wie man die Übungen richtig macht. Das sollte nicht länger als fünf Minuten dauern. Als nächstes versuchen Sie die Übungen an Ihrem Arbeitsplatz zu machen, und zwar mindestens einmal am Morgen und einmal am Nachmittag. Unten finden Sie kurze Übungsanleitungen; lesen Sie jedoch zusätzlich die ausführlichen Beschreibungen auf den angegebenen Seiten.

SEITWÄRTSNEIGUNG (Seite 58–59)

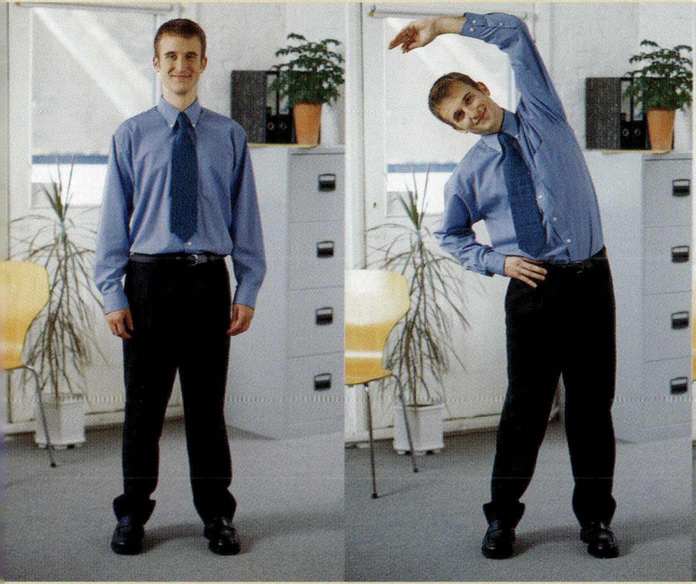

Stellen Sie sich aufrecht hin, die Füße hüftbreit auseinander. Legen Sie eine Hand auf Ihre Taille, strecken Sie den anderen Arm über den Kopf und neigen Sie sich zur Seite. Ihr Unterkörper bewegt sich dabei nicht mit. Wiederholen Sie die Übung 5mal pro Seite.

BRUSTMUSKELDEHNUNG (Seite 60–61)

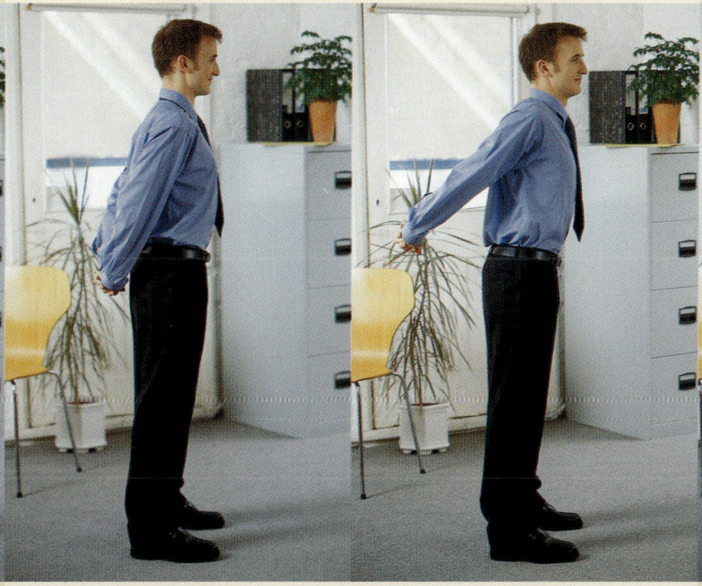

Verschränken Sie die Hände hinter dem Rücken, drehen Sie die Ellbogen in Richtung Wirbelsäule, und schieben Sie dann die Arme nach oben, ohne sich dabei nach vorn zu beugen. Bleiben Sie in dieser Position, und zählen Sie bis 10. 5mal wiederholen.

DEHNUNG DER BRUSTWIRBELSÄULE (Seite 62–63)

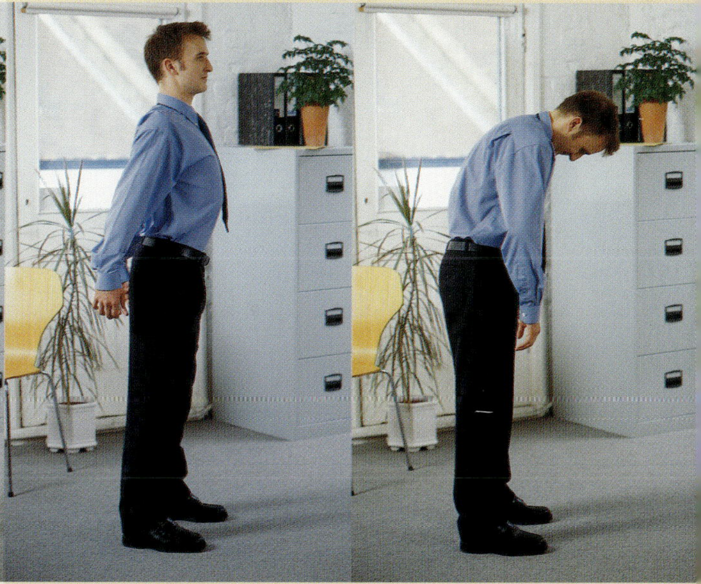

Stellen Sie sich wiederum aufrecht hin, die Füße hüftbreit auseinander. Machen Sie ein kräftiges Hohlkreuz und zählen Sie dabei bis 10. 5mal wiederholen. Dann krümmen Sie den Rücken, so stark Sie können, und zählen wieder auf 10. 5mal wiederholen.

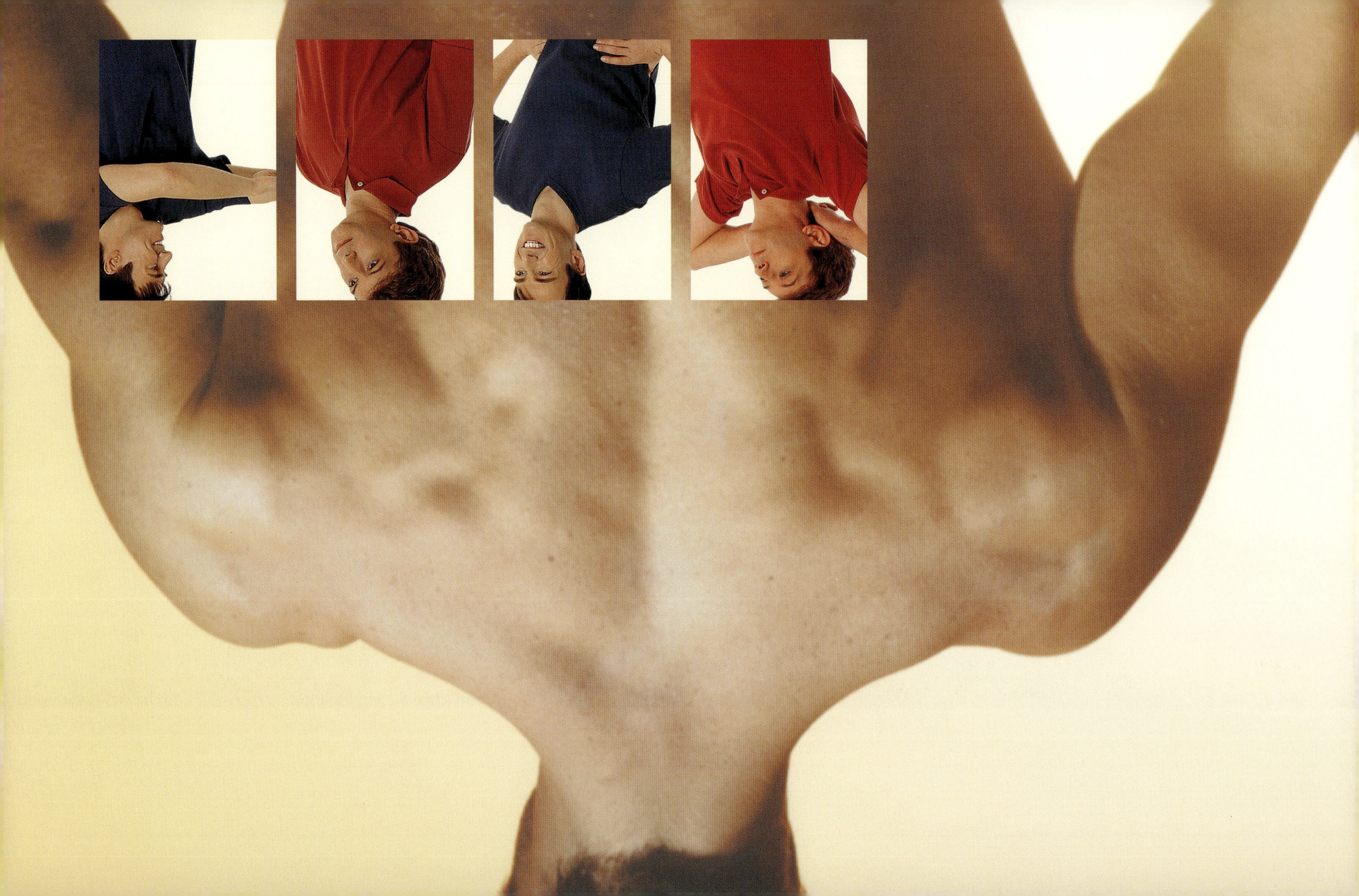

Aufwärmübungen

Es ist wichtig, diese Übungen zu machen, ehe Sie mit dem Hauptprogramm (siehe Seite 34–77) beginnen. Aufwärmübungen bereiten Ihre Muskeln, Bänder und Gelenke auf die anstrengenderen Hauptübungen vor und senken das Verletzungsrisiko. Gleichzeitig unterstützen sie die Wirkung der Hauptübungen.

Die Aufwärmübungen dauern nicht lange; planen Sie dafür ungefähr 15 Minuten ein. Es ist wichtig, die Übungsabfolge mit dem Gehen und Joggen auf der Stelle zu beginnen und zu beenden, um Ihre Herzfrequenz zu erhöhen und sämtliche Muskeln und Gelenke zu lockern. Die Übungen haben folgende Ziele:

- zur Vorbereitung auf die Hauptübungen die Gelenke und Bänder zu lockern
- Ihre Herzfrequenz allmählich zu steigern, damit der Körper besser mit Blut und Nährstoffen versorgt wird
- Ihre Körpertemperatur allmählich zu erhöhen, damit sie zu Beginn der Hauptübungen nicht zu rapide ansteigt
- den Ablauf der chemischen Reaktionen in Ihren Muskeln zu beschleunigen, damit sie besser arbeiten können
- die Geschwindigkeit der Nervenimpulse vom Gehirn zu den Muskeln zu beschleunigen, um Ihren Körper besser auf die folgende Aktivität vorzubereiten

Gehen und Joggen auf der Stelle

Bei Untätigkeit verlangsamt sich Ihr Kreislauf, und die inneren Organe werden vermehrt mit Blut versorgt – auf Kosten der Muskeln, vor allem der Bein-, Bauch- und Rückenmuskulatur. Durch das Gehen und Joggen auf der Stelle erhöht sich die Blutzufuhr zu den Muskeln.

ZWECK DER ÜBUNG

Die Blutzufuhr in sämtliche Körperteile – vor allem in Muskeln und Gelenke – zu beschleunigen, um Ihren Körper auf die folgenden Übungen vorzubereiten.

Ist diese Übung gut für mich?

Die Aufwärmübungen eignen sich für sämtliche Rückentypen – es sei denn, Sie haben ein akutes Rückenproblem, beispielsweise einen Bandscheibenvorfall (siehe Seite 9) oder Ischias (siehe Seite 80–81).

VORSICHT

Frauen im letzten Schwangerschaftsdrittel sollten die Armbewegungen weglassen und mit den Armen statt dessen ihren Bauch abstützen. Auch den Jogging-Teil der Übung sollten sie nicht machen.

Sie sollten Ihr Aufwärmprogramm stets mit dieser Übung beginnen und beenden und dabei Turnschuhe tragen, um Stöße bei der Landung abzufedern. Durch das Gehen und Joggen auf der Stelle beschleunigen sich Puls und Kreislauf, so daß Ihre Muskeln besser mit Blut versorgt werden. Durch diese erhöhte Blutzufuhr erhalten sie zusätzlich Sauerstoff und Nährstoffe, die sie jetzt brauchen, um gut zu funktionieren. Gleichzeitig werden Abfallstoffe, die die Muskeln bei der Arbeit produzieren, schneller abtransportiert.

Die erhöhte Blutzufuhr hat noch einen weiteren Vorteil: Dadurch tritt Gewebsflüssigkeit aus dem Blut in die Zellen über, so daß Gelenke, Muskeln und Bänder besser befeuchtet werden und die Bandscheiben sich mit Flüssigkeit vollsaugen können. Dies reduziert das Risiko von Muskel- und Bänderrissen oder Verstauchungen.

Lassen Sie die Sache langsam angehen, und steigern Sie die Intensität Ihrer Übungen allmählich. In der Aufwärmphase ist das besonders wichtig, da ihr Zweck ja darin besteht, den Körper langsam an die neue Aktivität zu gewöhnen.

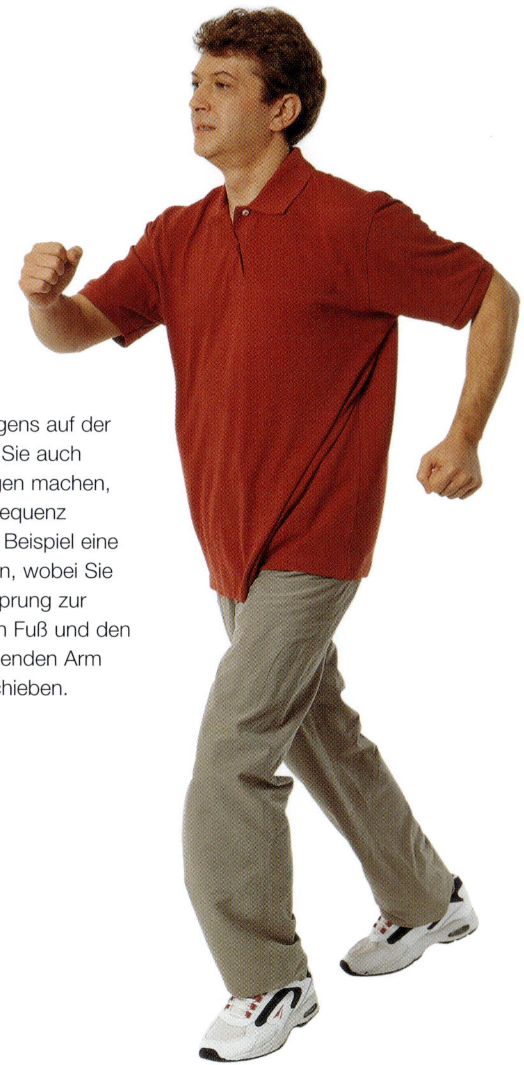

Statt des Joggens auf der Stelle können Sie auch andere Übungen machen, die Ihre Herzfrequenz erhöhen, zum Beispiel eine Art Skispringen, wobei Sie nach jedem Sprung zur Landung einen Fuß und den gegenüberliegenden Arm nach vorne schieben.

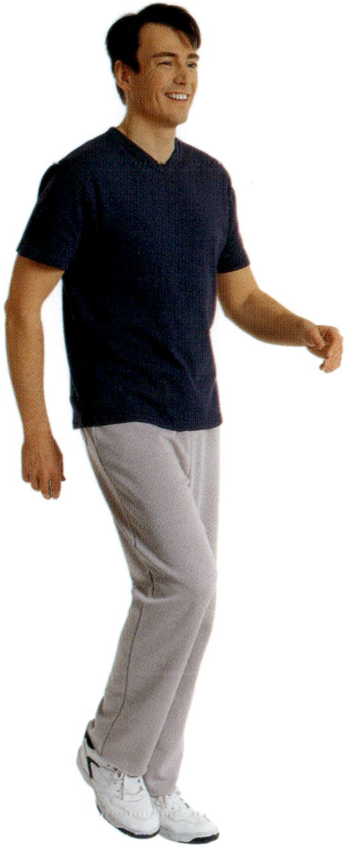

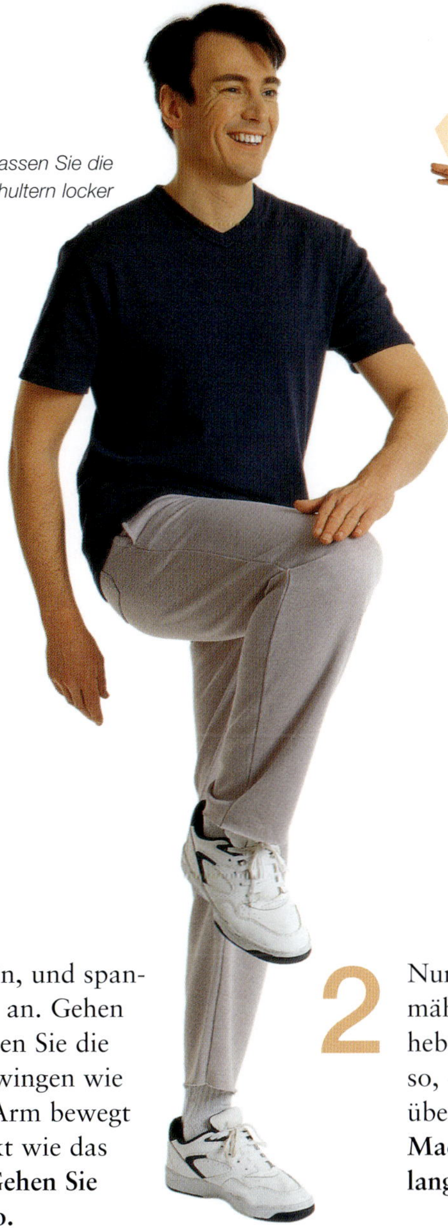

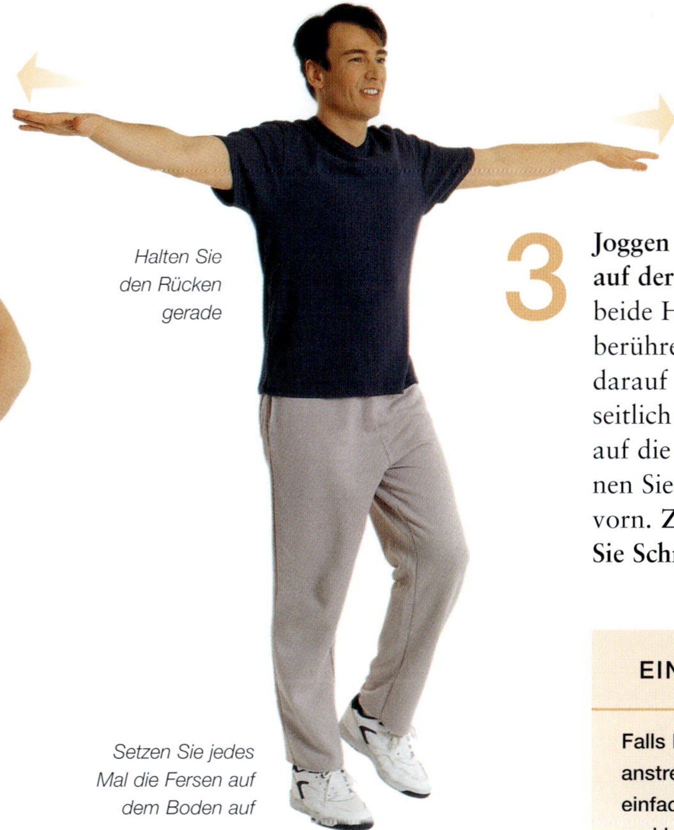

1 Stellen Sie sich aufrecht hin, und spannen Sie die Bauchmuskeln an. Gehen Sie auf der Stelle, und lassen Sie die Arme vor- und zurückschwingen wie beim Marschieren. Jeder Arm bewegt sich dabei im gleichen Takt wie das gegenüberliegende Bein. **Gehen Sie ungefähr 1 Minute lang so.**

2 Nun beginnen Sie die Knie allmählich bis auf Hüfthöhe zu heben und schwingen die Arme so, daß jede Hand das gegenüberliegende Knie berührt. **Machen Sie das etwa 3 Minuten lang.**

3 **Joggen Sie 3 Minuten langsam auf der Stelle.** Dabei heben Sie beide Hände über den Kopf und berühren dann Ihre Schultern, darauf strecken Sie die Hände seitlich aus und legen sie wieder auf die Schultern. Dann beginnen Sie die Armbewegung von vorn. **Zum Schluß wiederholen Sie Schritt 1.**

EINFACHE VARIANTE

Falls Ihnen Schritt 3 zu anstrengend ist, joggen Sie einfach nur auf der Stelle und lassen die Armbewegungen weg. Achten Sie darauf, jedes Mal, wenn Sie die Füße auf den Boden aufsetzen, mit den Fersen abzurollen.

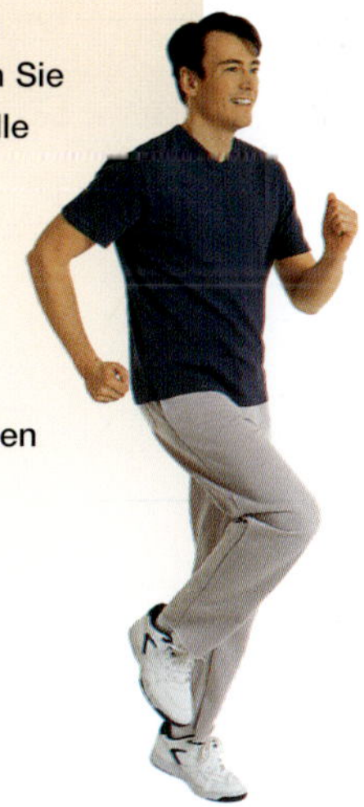

Rumpfdehnung und -drehung

Die Muskeln, mit denen wir unseren Rücken drehen, und die Gelenke, an denen diese Muskeln ansetzen, werden oft zuwenig und zu ungleichmäßig beansprucht, denn normalerweise drehen wir uns häufiger zu einer Seite als zur anderen, je nachdem, ob wir Rechts- oder Linkshänder sind. Dann sind die Muskeln ungewohnten Belastungen nicht gewachsen. Mit der Rumpfdehnung und -drehung können Sie sie kräftigen.

ZWECK DER ÜBUNG

Die Wirbelsäulenbänder und -gelenke, die Muskeln der Rippen und Wirbel, die großen schrägen Bauchmuskeln und die Rückenmuskulatur zu lockern und ihre Blutversorgung zu verbessern, um den Körper auf die folgenden Übungen vorzubereiten.

Ist diese Übung gut für mich?

Die Übung eignet sich für alle Rückentypen. Wichtig ist dabei nur, daß Sie Ihre Grenzen nicht überschreiten – bewegen Sie sich so, daß es für Sie noch angenehm ist.

Bei dieser Übung werden der obere und der untere Teil des Rückens abwechselnd gedreht und gedehnt. Das lockert die Gelenke von Schultern, Wirbelsäule, Brustkorb und Becken – eine gute Vorbereitung auf die Übungen im Hauptprogramm. Außerdem formt sie die Taille, wenn man sie regelmäßig macht.

Diese Aufwärmübung ist wichtig, um das Risiko von Muskelproblemen, Bänderrissen und Verstauchungen bei den Hauptübungen so gering wie möglich zu halten. Durch die Mobilisation Ihrer Gelenke gewöhnen Sie Ihren Körper außerdem an diese Art von Bewegungen, und er wird entsprechend elastischer sein, wenn Sie bei den Hauptübungen an bestimmten Schwachstellen oder Ungleichgewichten Ihres Rückens arbeiten.

Denken Sie daran, sich bei diesen Übungen nicht zu überfordern. Achten Sie darauf, bei Schritt 1 nur den Oberkörper und bei Schritt 2 nur den Unterkörper zu bewegen. Machen Sie die Bewegungen langsam, und überschreiten Sie Ihre Grenzen nicht.

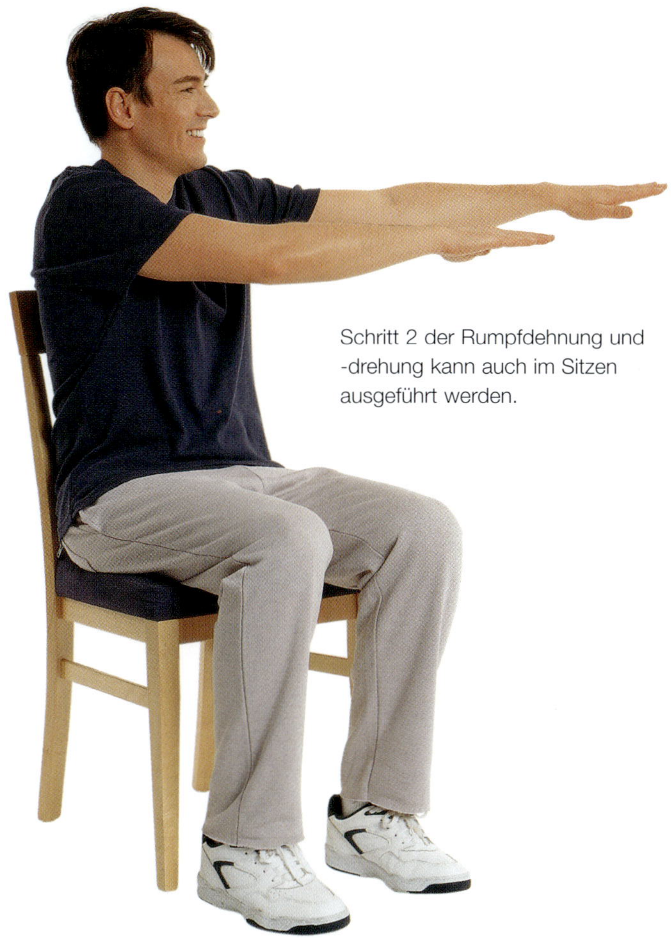

Schritt 2 der Rumpfdehnung und -drehung kann auch im Sitzen ausgeführt werden.

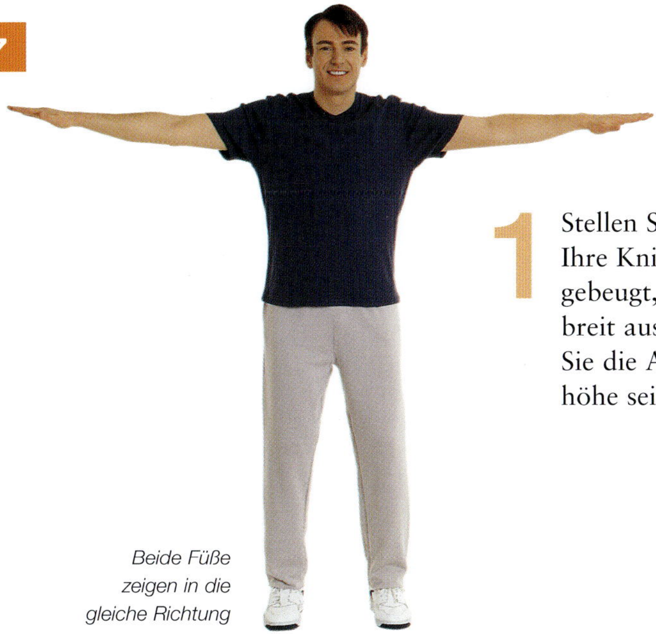

Beide Füße zeigen in die gleiche Richtung

1 Stellen Sie sich aufrecht hin. Ihre Knie sind leicht gebeugt, die Füße schulterbreit auseinander. Strecken Sie die Arme in Schulterhöhe seitlich aus.

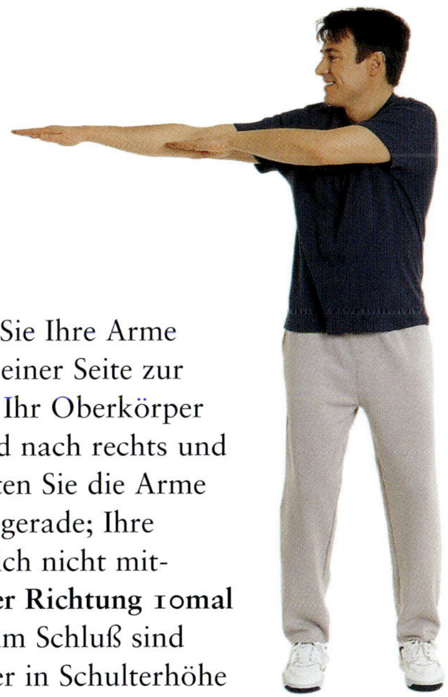

Ihr Unterkörper bewegt sich nicht

2 Nun schwingen Sie Ihre Arme waagerecht von einer Seite zur anderen, so daß Ihr Oberkörper sich abwechselnd nach rechts und links dreht. Halten Sie die Arme dabei möglichst gerade; Ihre Hüften sollten sich nicht mitbewegen. **In jeder Richtung 10mal wiederholen.** Zum Schluß sind Ihre Arme wieder in Schulterhöhe nach rechts und nach links ausgestreckt.

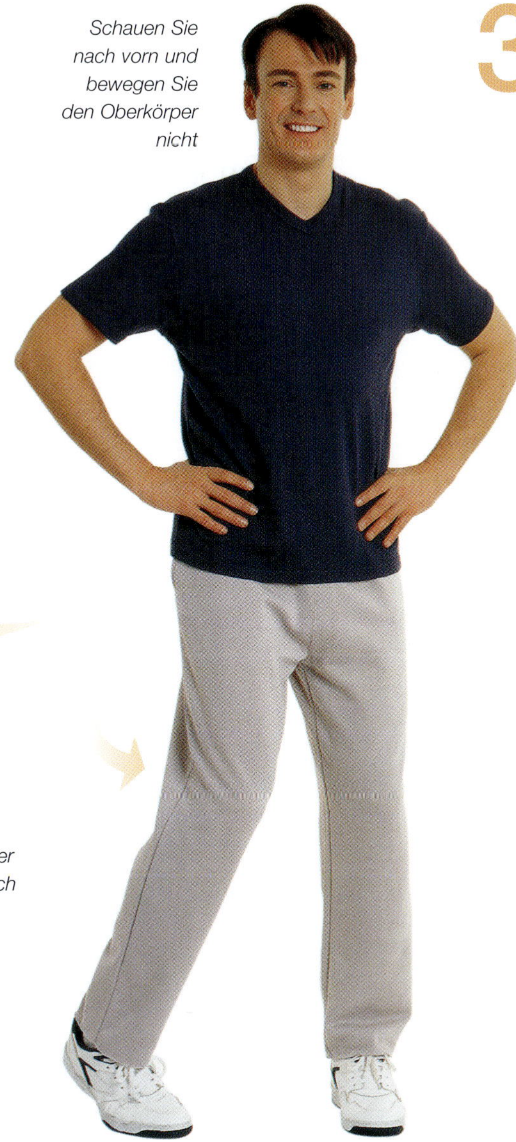

Schauen Sie nach vorn und bewegen Sie den Oberkörper nicht

3 Legen Sie die Hände in die Seiten, und drehen Sie ein Knie einwärts, indem Sie die Ferse vom Boden abheben und die Zehen in Richtung des anderen Knies drehen. Dann kehren Sie wieder in die Ausgangsposition zurück und wiederholen das gleiche fließend mit dem anderen Bein, so daß der Bewegungsablauf nicht unterbrochen wird. **Wiederholen Sie das Ganze 5mal.**

EINFACHE VARIANTE

Setzen Sie sich auf einen Stuhl, die Füße hüftbreit auseinander. Beugen Sie sich vor, und strecken Sie eine Hand zum gegenüberliegenden Fuß hin. Ihre freie Hand liegt auf dem Stuhl. Zählen Sie in dieser Position bis 3; dann kehren Sie langsam in die Ausgangsposition zurück. Nun strecken Sie die andere Hand zum gegenüberliegenden Fuß. 10mal wiederholen.

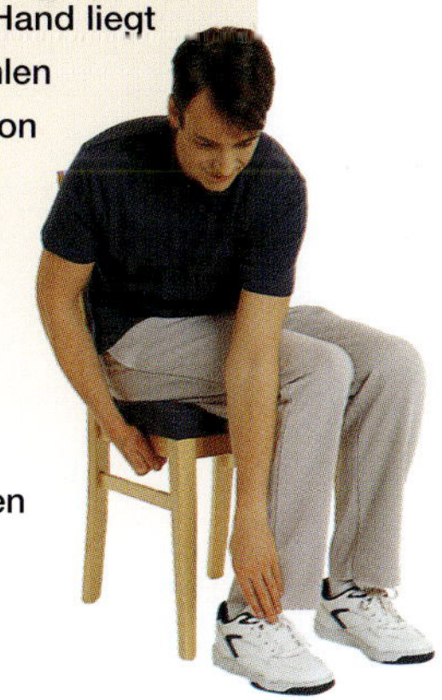

Vornüberbeugen

Die Bänder, die den Rücken stützen, verlieren leicht ihre Elastizität, da wir uns im täglichen Leben nur selten nach vorn und nach unten strecken. Dann können sie bei einer plötzlichen Bewegung leicht reißen, zum Beispiel, wenn man sich falsch bückt, um etwas vom Boden aufzuheben. Durch das Vornüberbeugen können Sie dieses Risiko reduzieren.

ZWECK DER ÜBUNG

Ihre Wirbelsäule zu mobilisieren, die großen Rücken-, Oberschenkel- und Bauchmuskeln zu dehnen und den Brustkorb zu weiten.

Ist diese Übung gut für mich?

Die Übung eignet sich für alle Rückentypen. Wenn Sie einen Flachrücken haben, halten Sie sich an die vorgegebene Reihenfolge. Falls Sie einen Hohlrücken haben, machen Sie Schritt 3 vor Schritt 2, so daß Sie sich am Schluß der Übung vornüberbeugen.

VORSICHT

Lehnen Sie sich nicht weiter als um 15 Grad nach hinten, vor allem, wenn Sie schwache Bauchmuskeln oder Nackenprobleme haben. Lassen Sie dabei den Kopf nicht zurückfallen, und drücken Sie die Knie nicht durch, denn das könnte Ihr Kreuz belasten.

Diese Übung lindert Verspannungen in Bändern und Muskeln und dehnt und mobilisiert die Wirbelsäule. Wenn Sie sie weglassen, kann es zu einer plötzlichen Überdehnung der Bänder bei den Hauptübungen kommen, worauf die Muskeln sich als Schutzreaktion krampfhaft anspannen. Das ist nicht nur schmerzhaft, sondern die Bänder werden dadurch noch mehr belastet.

Das Vornüberbeugen ist eine einfache Übung, wird aber trotzdem häufig falsch gemacht. Halten Sie sich genau an die einzelnen Übungsschritte, und beugen Sie sich nur so weit vor und zurück, wie es für Sie angenehm ist.

Sie sollten sich in der gekrümmten Haltung in Schritt 2 nicht zu tief zum Boden hinunterbeugen und dabei auch nicht auf und ab federn. Durch das Gewicht Ihres Oberkörpers werden die Rückenmuskeln ausreichend gedehnt, wenn Sie nur locker und entspannt bleiben. Ebenso sollten Sie sich in Schritt 3 nicht zu weit nach hinten zurücklehnen. Neigen Sie Ihren Rücken nur um etwa 15 Grad rückwärts, um das Kreuz nicht zu sehr zu belasten. Alle Übungen sollten so langsam und kontrolliert wie möglich ausgeführt werden.

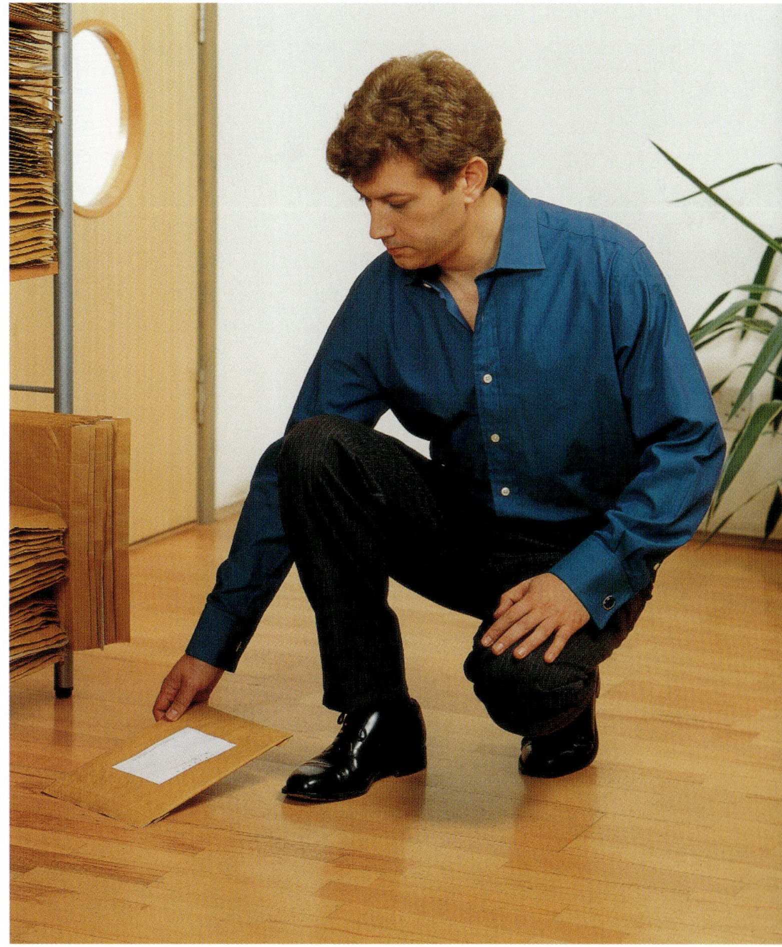

Um Gegenstände vom Boden oder einer niedrigen Ablagefläche aufzuheben, sollten Sie nicht den Rücken, sondern die Knie beugen, um Rückenschäden vorzubeugen.

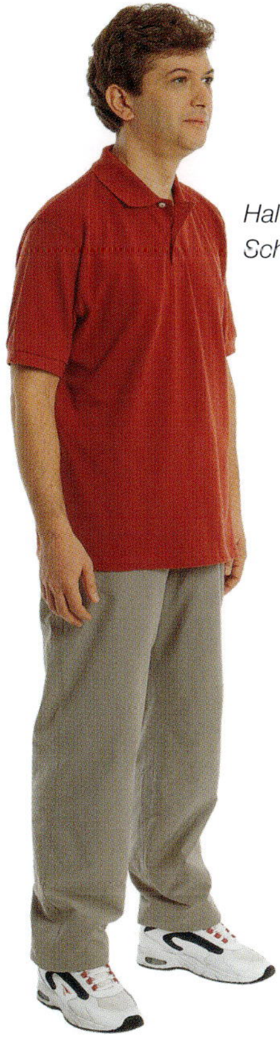

Halten Sie die Schultern locker

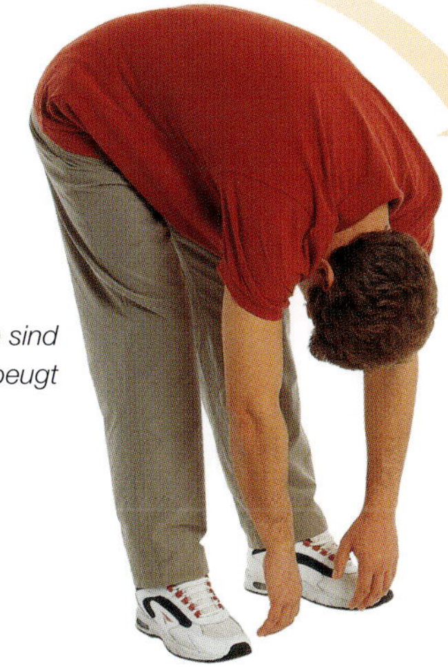

Ihre Knie sind leicht gebeugt

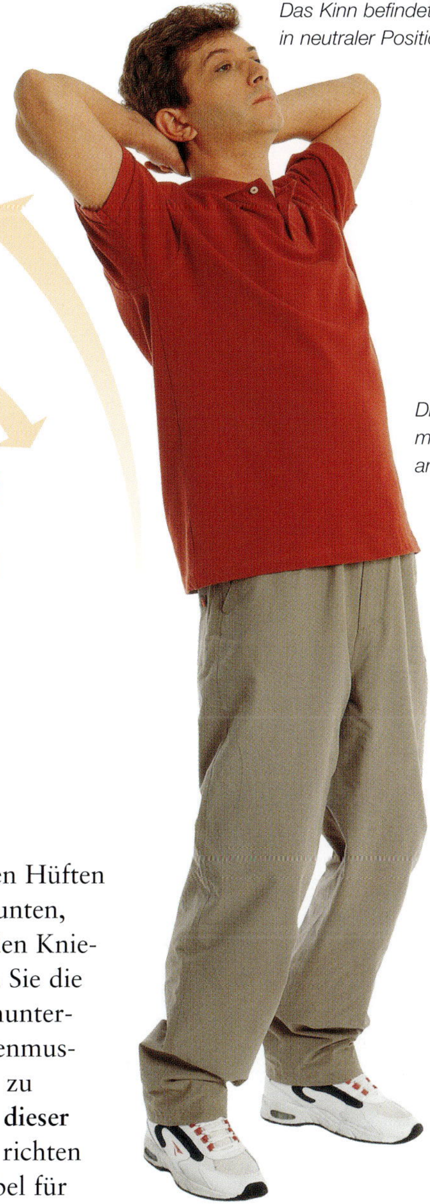

Das Kinn befindet sich in neutraler Position

Die Bauchmuskeln sind angespannt

1 Stellen Sie sich aufrecht hin; die Knie sind leicht gebeugt, Ihre Füße schulterbreit auseinander. Spannen Sie die Bauchmuskeln an, und achten Sie darauf, kein Hohlkreuz zu machen.

2 Beugen Sie sich aus den Hüften heraus langsam nach unten, bis Sie ein Ziehen in den Kniesehnen spüren. Lassen Sie die Hände zum Boden hinuntersinken, um Ihre Rückenmuskeln noch etwas mehr zu dehnen. **Zählen Sie in dieser Position bis 30.** Dann richten Sie sich langsam, Wirbel für Wirbel, wieder auf.

3 Legen Sie die Hände hinter den Kopf, um Ihren Nacken abzustützen, und lehnen Sie sich um etwa 15 Grad zurück. Drücken Sie die Ellbogen dabei nach hinten, um den Brustkorb zu dehnen, und wölben Sie Ihre ganze Wirbelsäule nach vorn – nicht nur das Kreuz. **Bleiben Sie in dieser Position und zählen Sie bis 30.** Dann spannen Sie die Bauchmuskeln an, um wieder in eine aufrechte Position zu kommen. **Wiederholen Sie diese Übung 3- bis 5mal.**

EINFACHE VARIANTE

Wenn Sie Nacken- oder Gleichgewichtsprobleme oder eine schwache Bauchmuskulatur haben, ist diese Variante vielleicht besser für Sie geeignet: Legen Sie sich in Embryohaltung auf die Seite und zählen Sie bis 10. Dann strecken Sie sich gerade aus und dehnen Ihren Rücken. 5mal wiederholen.

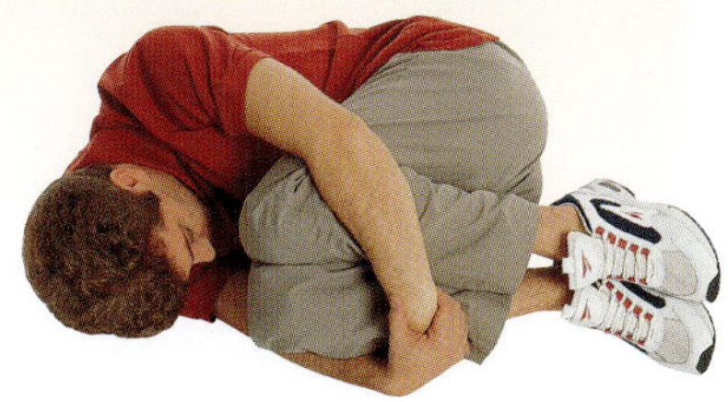

Hüftkreisen

Wenn Sie bei der Arbeit oft lange regungslos stehen oder sitzen müssen, besteht die Gefahr, daß das Gewicht Ihres Oberkörpers Ihre Lendenwirbel zu sehr zusammendrückt. Das kann Ihre Beweglichkeit einschränken, vor allem, wenn Sie versuchen, sich nach rechts oder links zu drehen. Durch das Hüftkreisen können Sie sich Ihre Elastizität bei Drehbewegungen bewahren.

ZWECK DER ÜBUNG

Kreuz, Hüften und Oberschenkel zu mobilisieren, die Bauchmuskulatur zu stärken und die kleinen Zwischenwirbelmuskeln und -bänder der Lendenwirbelsäule zu lockern und zu dehnen.

Ist diese Übung gut für mich?

Die Übung eignet sich für alle Rückentypen. Besonders wichtig ist sie für Menschen, die bei der Arbeit lange stillsitzen oder -stehen müssen.

Diese Übung mobilisiert die Lendenwirbelsäule und ist somit eine gute Vorbereitung auf die Hauptübungen, welche die Beweglichkeit erhöhen, zum Beispiel die Pilates-Rolle (siehe Seite 50–51) und das Training der schrägen Bauchmuskeln (siehe Seite 68–69). Sie dient der Lockerung und Aufwärmung der kleinen Muskeln und Bänder, die Ihre Lendenwirbelsäule stützen, und stärkt gleichzeitig die Bauchmuskulatur.

Drehungen erfordern kleine Bewegungen in sämtlichen Wirbelgelenken. All diese kleinen Bewegungen ergeben zusammen die Gesamtdrehung. Da man keine einzelnen Wirbel trainieren kann, dienen die ausladenden, schwingenden, rhythmischen Bewegungen dieser Übung dazu, sämtliche Gewebe aufzuwärmen.

Die Brustwirbelsäule bietet den größten Spielraum für Rotationen; doch mit dieser Übung halten Sie sämtliche Abschnitte Ihrer Wirbelsäule elastisch genug für solche Bewegungen.

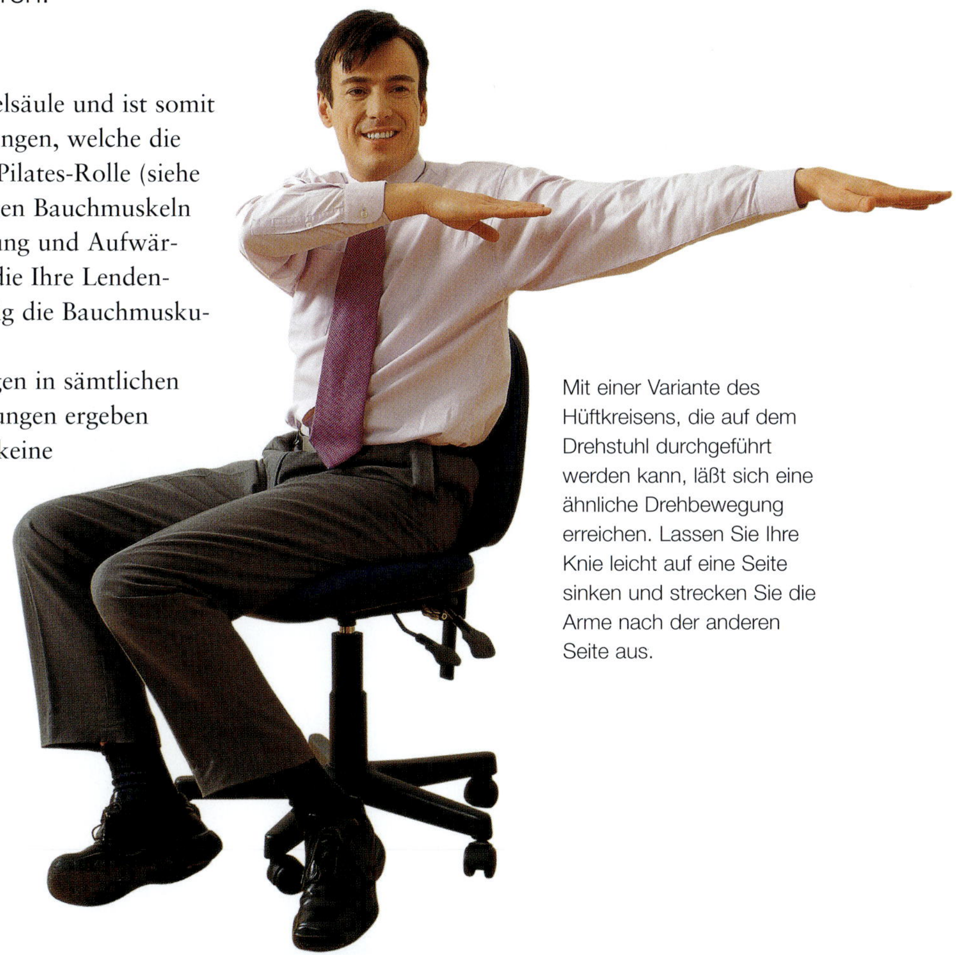

Mit einer Variante des Hüftkreisens, die auf dem Drehstuhl durchgeführt werden kann, läßt sich eine ähnliche Drehbewegung erreichen. Lassen Sie Ihre Knie leicht auf eine Seite sinken und strecken Sie die Arme nach der anderen Seite aus.

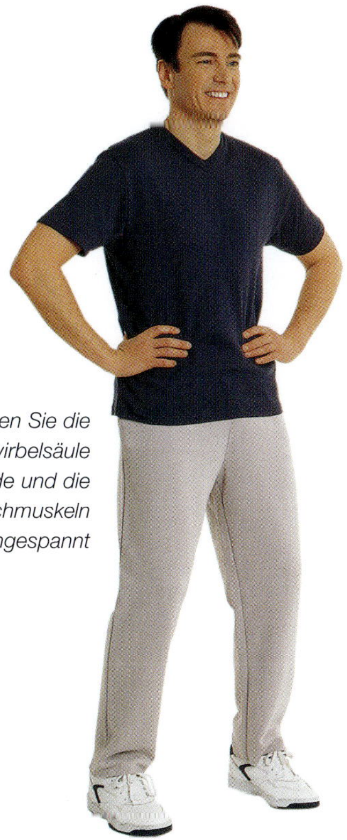

Halten Sie die Lendenwirbelsäule gerade und die Bauchmuskeln angespannt

1 Stellen Sie sich aufrecht hin; die Knie sind leicht gebeugt, Ihre Füße schulterbreit auseinander. Legen Sie die Hände in die Seiten, und spannen Sie die Bauchmuskeln an.

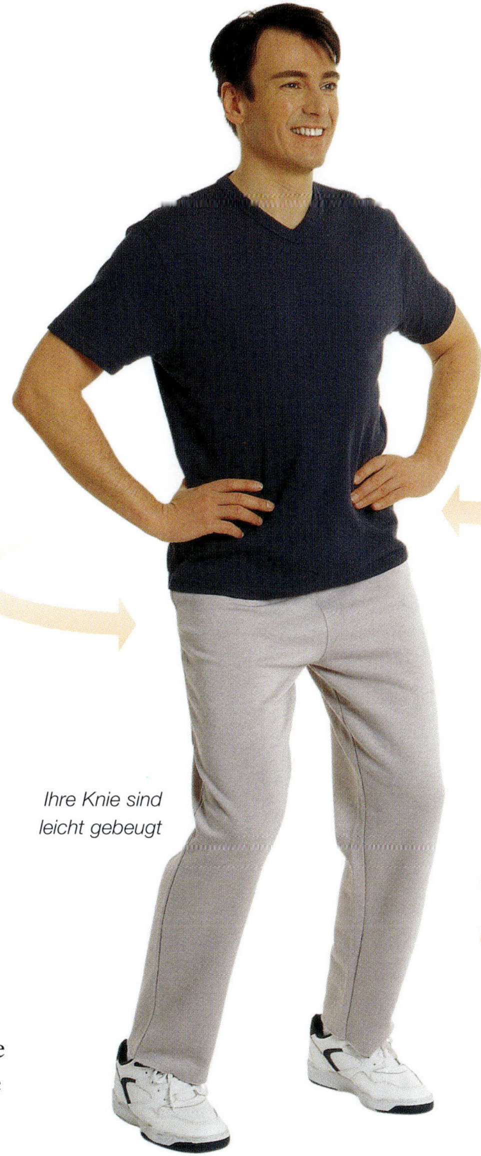

Ihre Knie sind leicht gebeugt

2 Nun beginnen Sie langsam mit den Hüften zu kreisen. Halten Sie Ihren Oberkörper dabei still; nur Lendenwirbelsäule, Becken und Hüften bewegen sich. **10mal in eine Richtung und anschließend 10mal in die andere Richtung kreisen.**

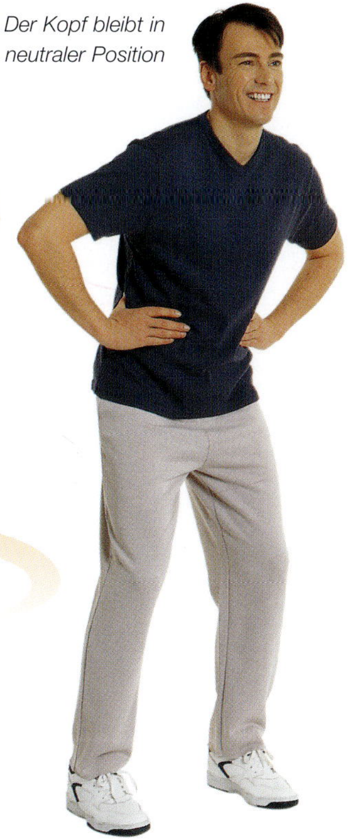

Der Kopf bleibt in neutraler Position

3 Nun stehen Sie wieder genauso da wie zuvor; aber diesmal bleibt Ihr Körper unterhalb der Taille bewegungslos. Kreisen Sie mit dem ganzen Oberkörper **10mal in eine Richtung und anschließend 10mal in die andere Richtung.**

EINFACHE VARIANTE

Falls Ihnen diese Drehbewegung schwerfällt, können Sie auch eine halbe Drehbewegung machen. Dabei drehen Sie Ihre hüftbreit auseinander plazierten Füße von einer Seite zur anderen und wiegen sich dabei in den Hüften mit. Halten Sie ein Handtuch hinter Ihren Rücken, das Sie durch die Bewegung oben an Ihrem Gesäß entlanggleiten lassen, um diese noch bewußter zu spüren.

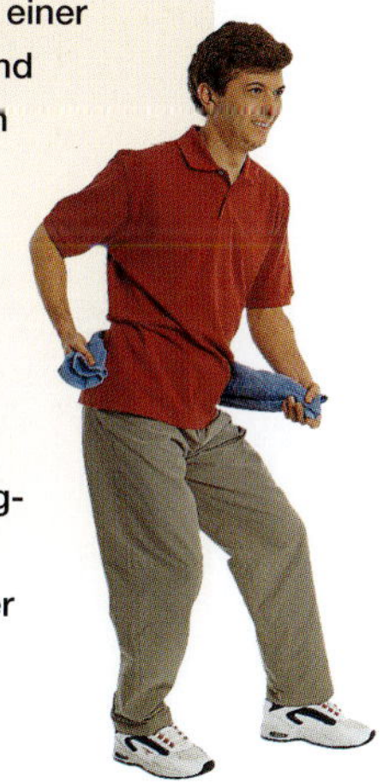

Nackenlockerung

Viele Menschen, die einen Rundrücken haben oder meistens in krummer Haltung am Schreibtisch sitzen, leiden unter Spannungskopfschmerzen. Das ist häufig ein Warnzeichen: Durch Streß und schlechte Haltung haben sich die Muskeln verspannt. Mit der Nackenlockerung können Sie solchen Kopfschmerzen vorbeugen.

ZWECK DER ÜBUNG

Nacken- und Schultergelenke zu lockern und beweglicher zu machen und Muskelverspannungen in diesem Bereich zu lösen.

Ist diese Übung gut für mich?

Die Übung eignet sich für alle Rückentypen, besonders für Menschen mit krummer Haltung oder Leute, die viel am Schreibtisch sitzen müssen.

VORSICHT

Wenn Sie Nackenprobleme haben oder an einer Arteritis (Arterienentzündung) leiden, sollten Sie diese Übung erst nach Rücksprache mit Ihrem Arzt oder Physiotherapeuten machen.

Diese Übung lockert und entspannt die Muskeln und Gelenke von Nacken und Halswirbelsäule und löst Verspannungen in den großen Nacken- und Schultermuskeln. Am wichtigsten sind dabei die beiden großen Trapezmuskeln, die sich jeweils von einer Seite des Nackens zur Innenseite der Schulter ziehen: In diesem Bereich kommt es besonders häufig zu Verspannungen.

Wenn Sie krumm dasitzen – mit runden Schultern und vorgeschobenem Kopf –, ziehen Ihre Nacken- und Schultermuskeln sich zusammen, damit Sie nicht noch weiter vornübersinken. Durch diese ständige Kontraktion verkrampfen sich Muskelfasern und bilden Myogelosen (Muskelverhärtungen).

Es ist wichtig, die Nackenlockerungsübung zu machen, um solche Verspannungen zu lösen, ehe Sie mit den Nacken- und Schulterübungen des Hauptprogramms beginnen. Sonst besteht ein (wenn auch geringes) Risiko, daß Ihre Muskeln an der verspannten Stelle reißen. Ein weiterer Vorteil dieser Übung ist, daß man sie sowohl im Sitzen als auch im Stehen machen kann.

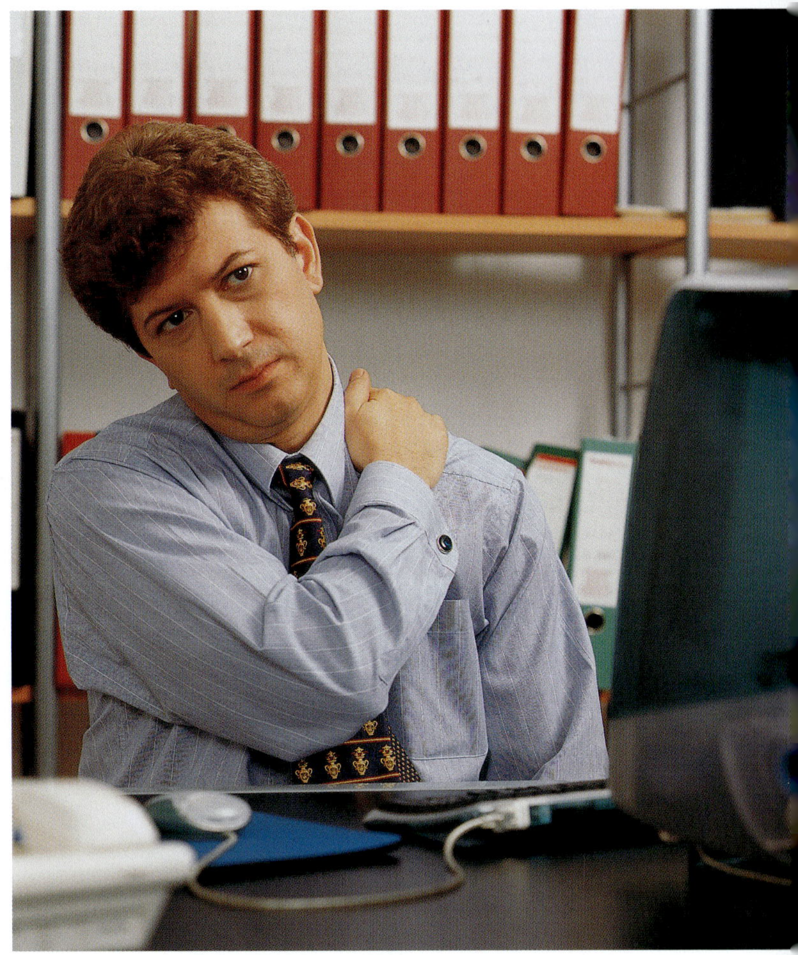

Die Nackenlockerung ist nicht nur ein wichtiger Teil des Aufwärmprogramms, sondern eignet sich auch sehr gut zum Lösen von Verspannungen. Sie können sie ganz unauffällig machen, sobald Sie spüren, daß Ihr Nacken sich verspannt.

Halten Sie die Schultern locker und entspannt

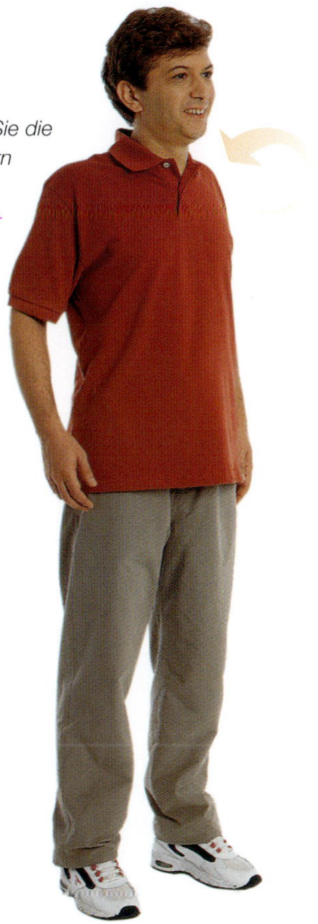

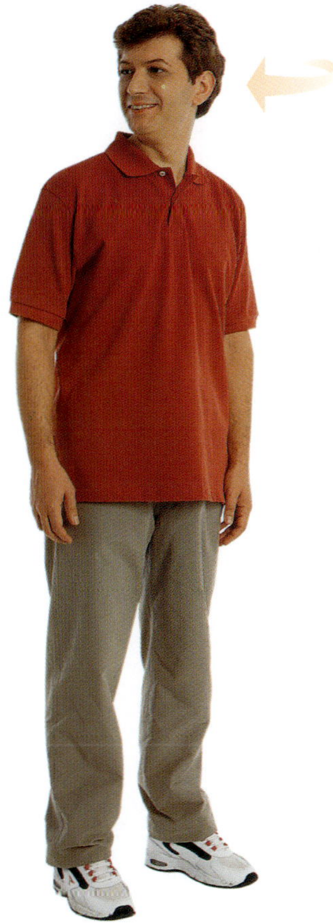

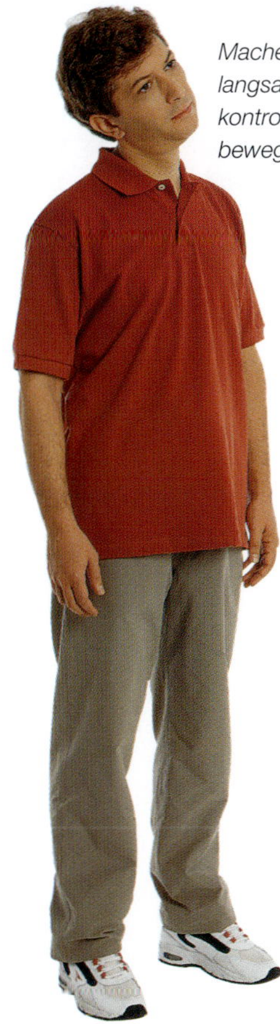

Machen Sie langsame, kontrollierte Kopfbewegungen

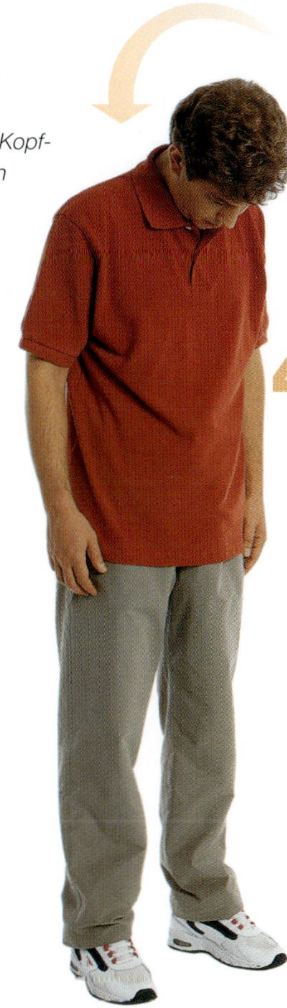

Bewegen Sie den Kopf nur so weit, wie es für Sie angenehm ist

4 **Lassen Sie Ihren Kopf 3mal langsam kreisen** – erst zur Seite, dann zur Brust hin, zur anderen Seite und schließlich wieder in die Ausgangsposition zurück. Wiederholen Sie diese Kreisbewegung 3mal in der anderen Richtung. **Zum Schluß wiederholen Sie Schritt 1.**

1 Stellen Sie sich aufrecht hin und lassen Sie beide Schultern rückwärts kreisen. **Machen Sie das 3mal, und kreisen Sie anschließend 3mal vorwärts.**

2 Halten Sie Kopf und Schultern gerade, wenden Sie den Kopf und schauen Sie zuerst über Ihre eine Schulter und dann über die andere. **3mal wiederholen.**

3 Nun neigen Sie ein Ohr zur Schulter hinunter, zählen bis 3 und heben den Kopf wieder. (Die Schultern bewegen sich dabei nicht mit.) **Machen Sie das 3mal, und neigen Sie den Kopf anschließend 3mal zur anderen Schulter.**

WICHTIGE ANSCHLUSSÜBUNG

Nun, da Sie Muskeln und Bänder gedehnt und Ihre Gelenke mobilisiert haben, sollten Sie erneut Ihre Herzfrequenz erhöhen, ehe Sie mit den Hauptübungen beginnen: Kehren Sie zu Seite 24–25 zurück, und machen Sie die Übung »Gehen und Joggen auf der Stelle« noch einmal.

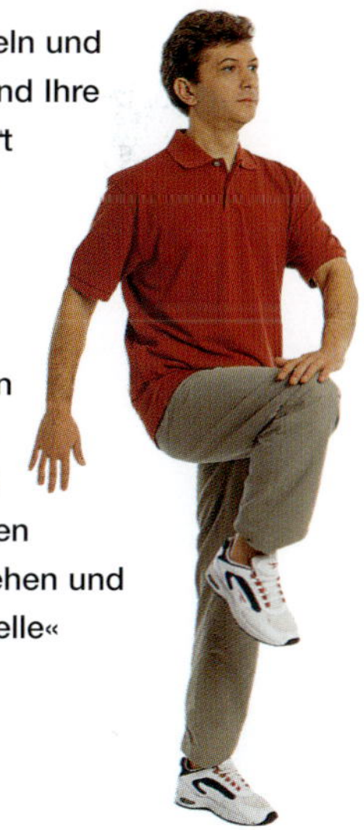

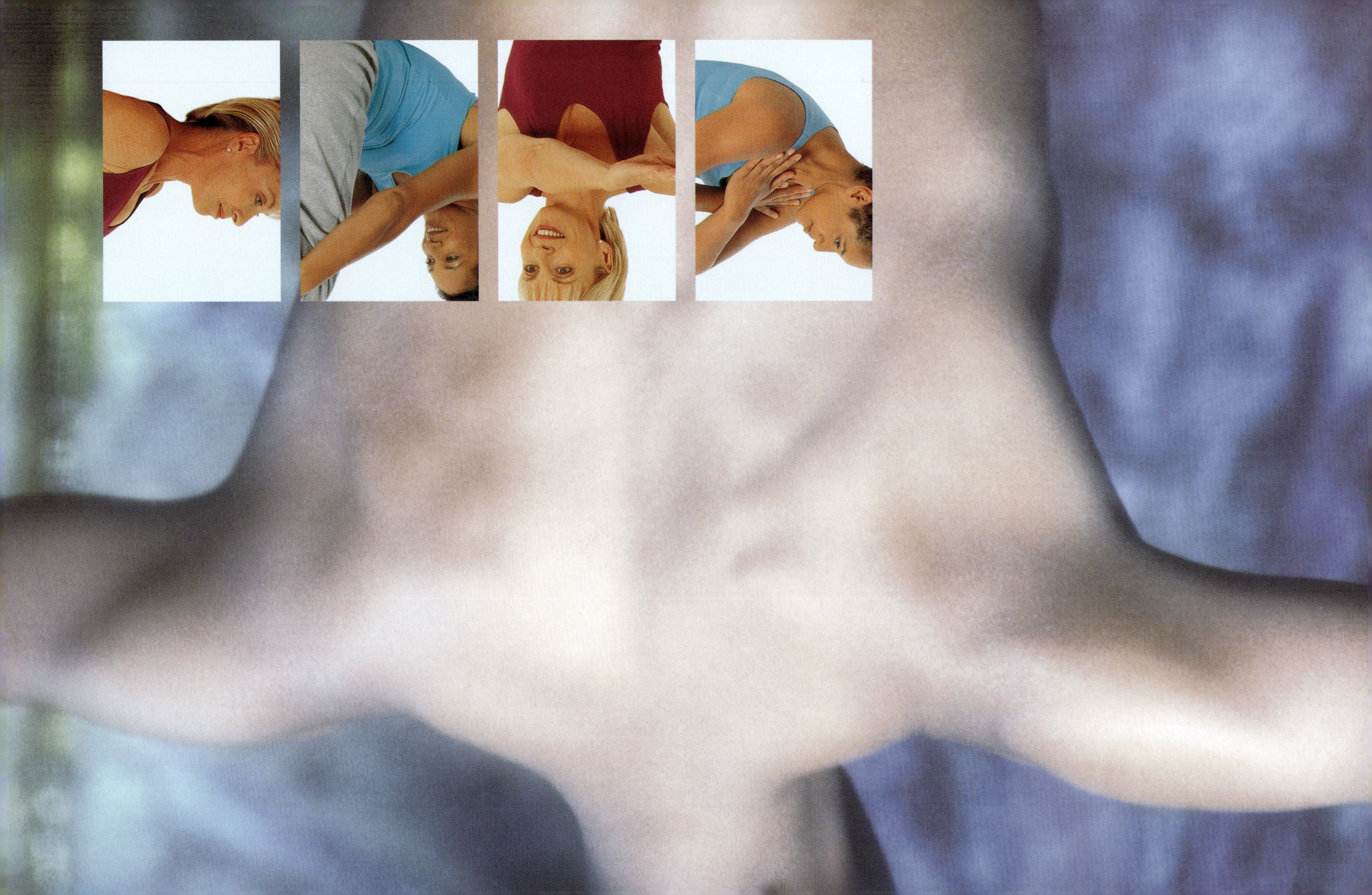

Hauptübungen

Mit den Übungen in diesem Teil des Buches können Sie nicht nur Rückenproblemen vorbeugen, sondern auch bereits bestehende Schmerzen lindern. Sie korrigieren Haltungsprobleme, fördern die Muskelkraft, verbessern Ihre Beweglichkeit und sorgen dafür, daß Ihre Wirbelsäule mehr Halt bekommt.

Die meisten Hauptübungen eignen sich für alle Menschen, doch wenn Sie bei der einen oder anderen Übung im Zweifel sein sollten, lesen Sie erst einmal die einführenden Seiten dieses Buches sowie die Kästen »Zweck der Übung«, »Ist diese Übung gut für mich?« und »Vorsicht« auf den Übungsseiten selbst. Daraus können Sie ersehen, ob die betreffende Übung für Sie geeignet ist oder nicht.

Wenn Sie sich aus diesen Übungen Ihr individuelles Trainingsprogramm zusammenstellen, achten Sie dabei auf Ausgewogenheit:

- Es sollte mehrere Übungen für den ganzen Rücken (Seite 36–51) beinhalten, um Ihre Kraft und Beweglichkeit insgesamt zu erhöhen.
- Wählen Sie außerdem mehrere Übungen für den oberen Rückenbereich (Seite 52–65), vor allem, wenn Sie gekrümmte Schultern haben oder bei der Arbeit viel am Schreibtisch sitzen müssen.
- Nehmen Sie auch mehrere Übungen für den unteren Rückenbereich (Seite 66–77) in Ihr Programm auf, besonders, wenn Sie viel Auto fahren oder sich oft bücken und schwere Lasten heben müssen.
- Machen Sie auf jeden Fall regelmäßig ein paar Übungen für die Bauchmuskulatur, denn sie ist eine wichtige Stütze für Ihre Wirbelsäule.

Die Pfeile bei manchen Übungsschritten sollen auf einen Blick verdeutlichen, wie die wichtigsten Bewegungen ausgeführt werden müssen. Außerdem finden Sie in den Übungsanleitungen auch immer wieder praktische Ratschläge für die richtige Haltung und Übungstechnik.

Beckenkippen

Der untere Teil der Lendenwirbelsäule trägt das ganze Gewicht Ihres Oberkörpers, vor allem im Sitzen. Wenn dieser Bereich Ihres Rückens zu flach oder zu hohl ist, stehen die Wirbel unter großem Druck. So können Kreuzschmerzen und später auch Arthrose entstehen. Durch das Beckenkippen können Sie solchen Problemen vorbeugen.

ZWECK DER ÜBUNG

Die Lendenwirbelsäule zu mobilisieren, die Bandscheiben mit Flüssigkeit zu versorgen, einem steifen Kreuz entgegenzuwirken und Ihre Haltung zu verbessern.

Ist diese Übung gut für mich?

Die Übung eignet sich für alle Rückentypen. Sie ist die wirksamste Rückenübung, die es gibt. Jeder kann davon profitieren – ob er sie nun als Gymnastikübung praktiziert oder in seine alltäglichen Bewegungsabläufe einbaut.

Diese Übung mobilisiert Ihre Lendenwirbelsäule und wirkt einem zu geraden oder zu hohlen Kreuz entgegen.

Obwohl sie nicht kompliziert ist, fällt sie vielen Menschen schwer, vor allem, wenn ihr Rücken steif und unbeweglich ist oder wenn sie ein Hohlkreuz haben. Es ist am besten, diese Übung im Liegen zu lernen, im Sitzen zu üben und sie erst zuletzt im Stehen zu machen.

FÜR FORTGESCHRITTENE

Ihre Füße stehen hüftbreit auseinander; die Knie sind leicht gebeugt, und das Becken befindet sich in neutraler Position. Legen Sie die Hände auf die Hüften. Spannen Sie Ihre Bauchmuskeln an, drücken Sie die Hüften nach vorne oben, und schieben Sie sie dann wieder zurück, so daß Ihr Gesäß sich nach hinten vorstreckt. Sobald Sie sich an diese Bewegung gewöhnt haben, wiegen Sie Ihr Becken 10mal vor und zurück.

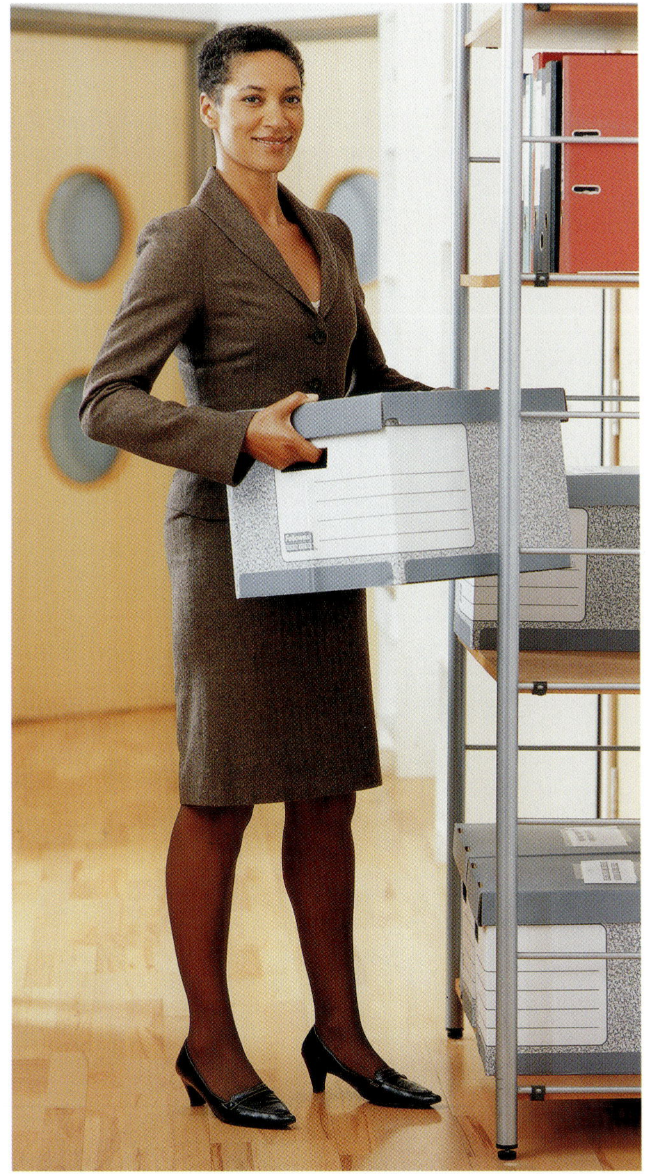

Sie können das Beckenkippen in Ihre Alltagsaktivitäten einbauen. Halten Sie die Lendenwirbelsäule beim Heben und Tragen von Gegenständen gerade, um Rückenschäden vorzubeugen.

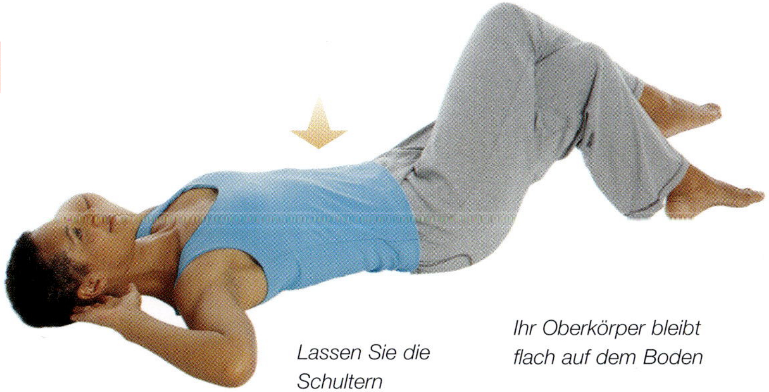

Lassen Sie die Schultern locker

Ihr Oberkörper bleibt flach auf dem Boden

1 Legen Sie sich flach auf den Rücken. Ihre Knie sind gebeugt und hüftbreit auseinander; die Füße stehen flach auf dem Boden. Legen Sie die Hände hinter den Kopf; Ihre Ellbogen liegen auf dem Boden. Spannen Sie die Bauchmuskeln an, und schlagen Sie ein Bein über das andere.

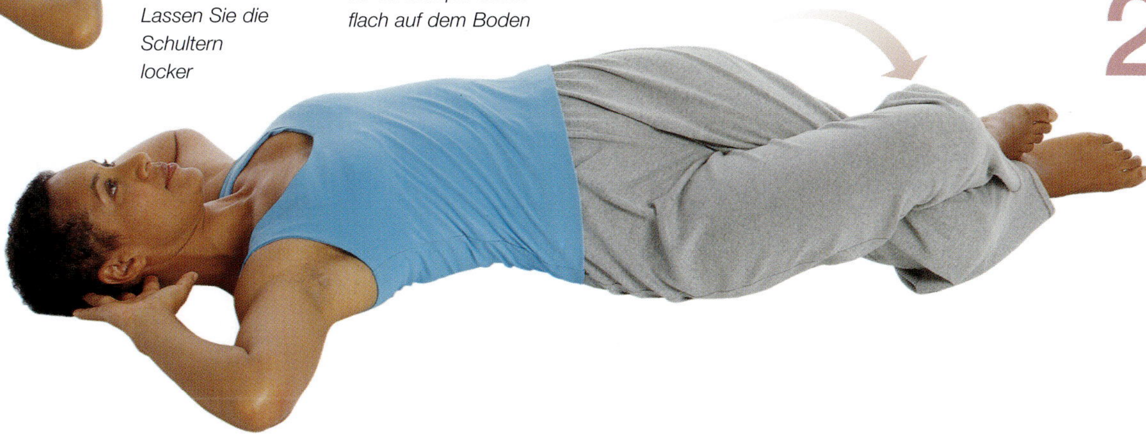

2 Nun drücken Sie das untere Knie mit dem oberen Bein seitlich nach unten, bis Sie ein Ziehen im Kreuz und in der anderen Hüfte spüren. Ihr Oberkörper bleibt dabei flach auf dem Boden. Dehnen Sie sich nur so weit, wie es für Sie angenehm ist – es sollte nicht weh tun. **Bleiben Sie in dieser Position, und zählen Sie bis 10. 5mal wiederholen.**

EINFACHE VARIANTE

Nehmen Sie die Ausgangsposition ein, aber schlagen Sie die Beine nicht übereinander. Statt dessen drehen Sie beide gebeugten Beine auf eine Seite, bis das untere Bein auf den Boden zu liegen kommt. Dann heben Sie die Beine wieder ab und drehen sie auf die andere Seite. Drehen Sie sich so in einer ununterbrochenen, fließenden Bewegung 10mal von einer Seite zur anderen. Ihre Bauchmuskeln bleiben dabei angespannt.

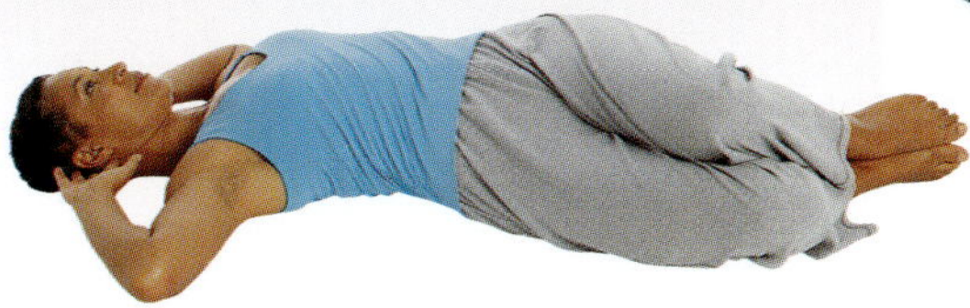

Halten Sie den Kopf in neutraler Position

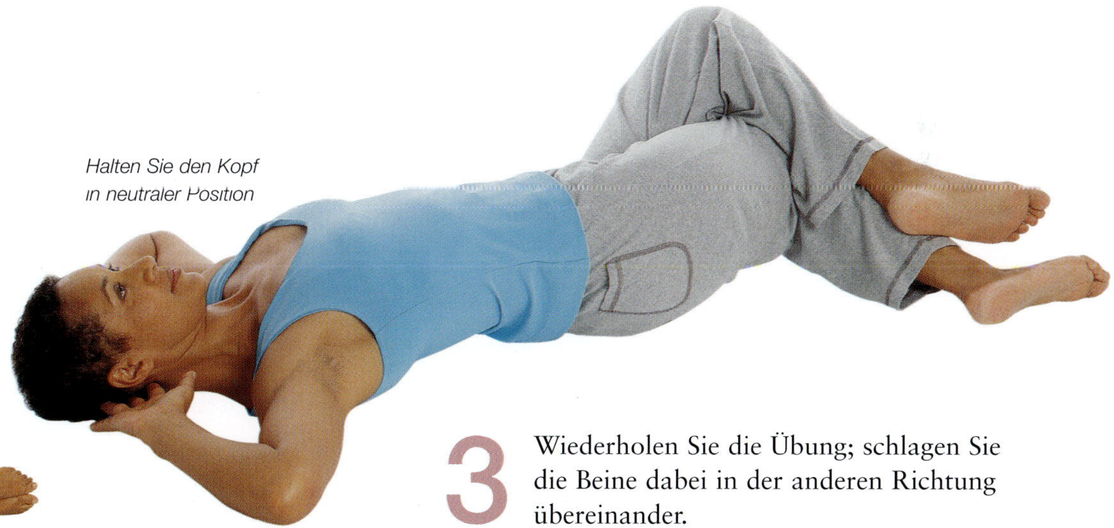

3 Wiederholen Sie die Übung; schlagen Sie die Beine dabei in der anderen Richtung übereinander.

Bauch-Curl

Die Bauchmuskeln geben der Wirbelsäule Halt und sind für eine gute Haltung sehr wichtig. Bei den meisten Menschen sind sie leider zu schwach, um die Wirbelsäule richtig zu stützen. Der Bauch-Curl stärkt die Bauchmuskulatur, so daß sie ihre Aufgabe wieder besser erfüllen kann.

ZWECK DER ÜBUNG

Die Bauchmuskeln zu stärken, damit sie der Wirbelsäule mehr Halt geben und eine dauerhafte korrekte Haltung ermöglichen.

Ist diese Übung gut für mich?

Die Übung eignet sich für alle Rückentypen. Jeder Mensch sollte mindestens dreimal pro Woche ein paar Bauch-Curls machen.

VORSICHT

Führen Sie die Übung in kontrollierten, fließenden Bewegungen (nicht ruckartig) aus, um Ihre Lendenwirbelsäule nicht zu sehr zu belasten und die Bauchmuskeln nicht zu schädigen. Wiederholen Sie sie nur so oft, wie es für Sie angenehm ist.

Diese Übung ist eine Variante der sogenannten Klappmesserübung mit gebeugten Knien und nur leichtem Abheben des Kopfes. Richtige Rumpfbeugen sollten Sie nicht machen, da die Bauchmuskeln den Brustkorb nur um einen Winkel von 30 Grad vom Boden abheben können, ohne daß sich die Hüftbeuger zusammenziehen, wodurch großer Druck auf die Lendenwirbelsäule ausgeübt wird.

Der Bauch-Curl trägt dazu bei, die Belastungen, denen die Wirbelsäule während Ihrer Alltagsaktivitäten ausgesetzt ist, abzumildern. Gleichzeitig bringt er die Taille in Form.

FÜR FORTGESCHRITTENE

Legen Sie sich genauso hin wie in Übungsschritt 1, legen Sie die Hände hinter die Ohren, und heben Sie Ihre Oberschenkel so an, daß sie einen rechten Winkel zum Boden bilden. Dann heben Sie Kopf und Schultern wie bei der Grundübung; der untere Teil des Rückens bleibt dabei flach auf dem Boden, und die Oberschenkel bewegen sich nicht. Zählen Sie in dieser Position bis 3; dann legen Sie Kopf und Oberkörper wieder auf dem Boden ab. 5mal wiederholen.

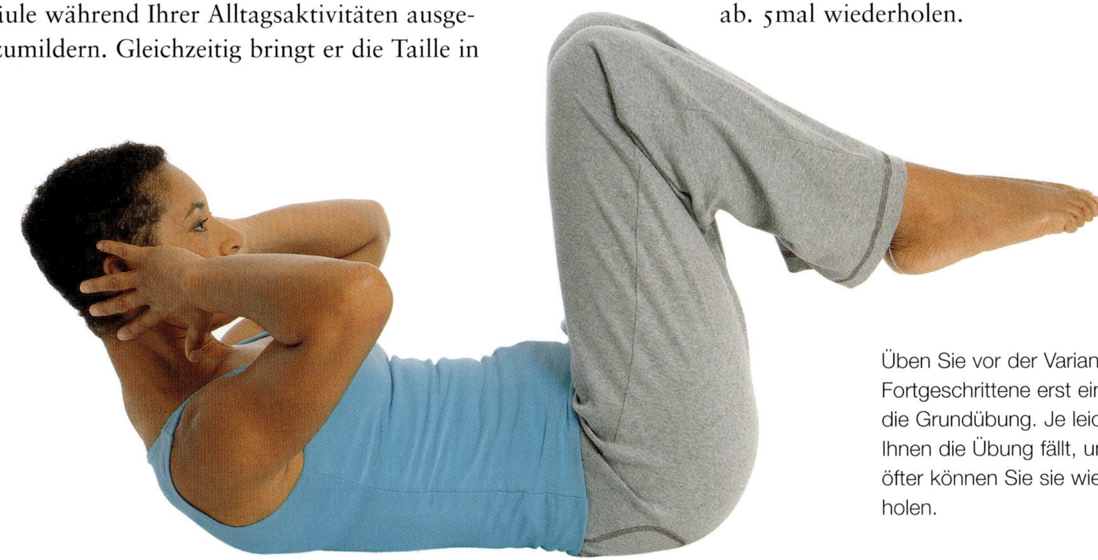

Üben Sie vor der Variante für Fortgeschrittene erst einmal die Grundübung. Je leichter Ihnen die Übung fällt, um so öfter können Sie sie wiederholen.

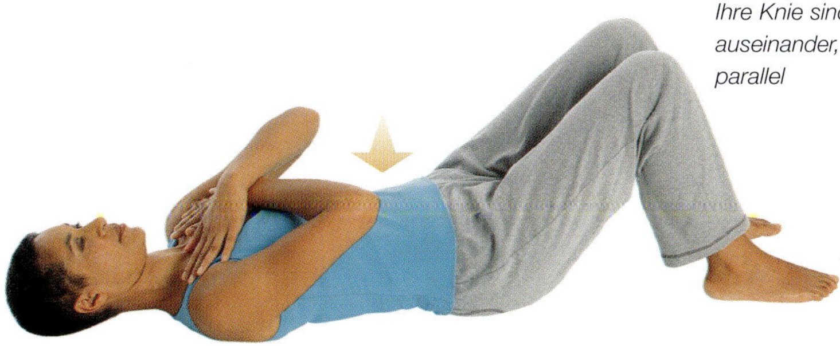

1 Legen Sie sich auf den Rücken; Ihre Knie sind gebeugt und hüftbreit auseinander, die Füße stehen flach auf dem Boden. Überkreuzen Sie die Arme über der Brust und spannen Sie die Bauchmuskeln an.

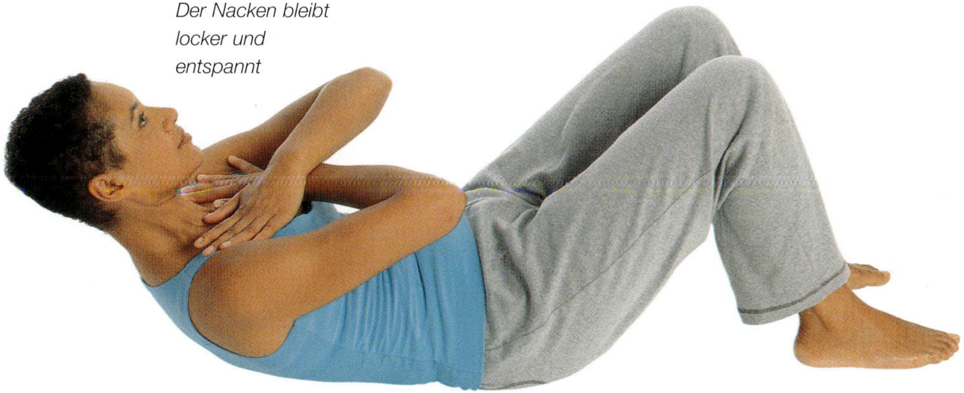

2 Heben Sie erst den Kopf, dann Ihren Oberkörper in einem Winkel von ungefähr 30 Grad von der Matte ab. Halten Sie den Kopf dabei in neutraler Position; der untere Teil Ihres Rückens (unterhalb der Schulterblätter) bleibt auf dem Boden. **Zählen Sie in dieser Position bis 3.**

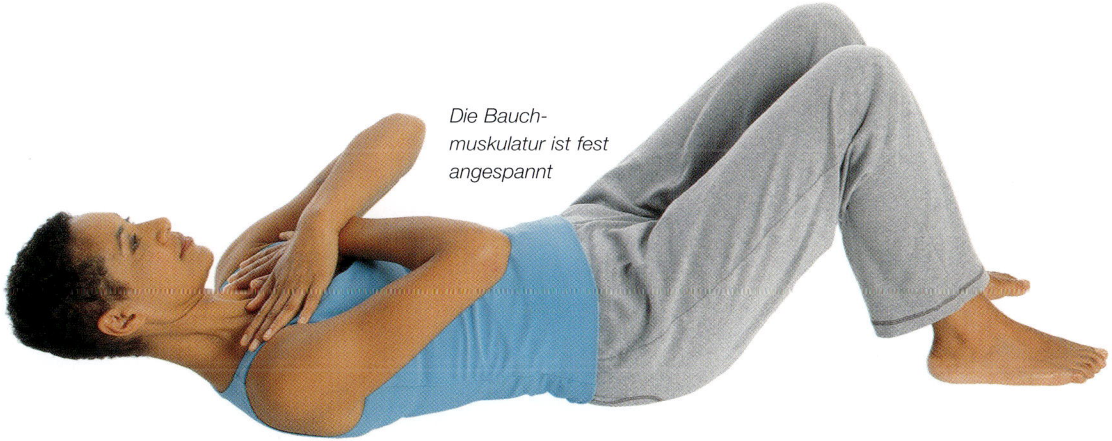

3 Nun rollen Sie den Oberkörper Wirbel für Wirbel auf der Matte ab. Wiederholen Sie diese Übung anfangs nur 5mal, um sicherzugehen, daß Sie die Bewegung gleichmäßig und kontrolliert ausführen. Steigern Sie Ihr Pensum dann allmählich bis auf 20 Curls pro Tag.

WICHTIGE ANSCHLUSSÜBUNG

Machen Sie anschließend folgende Übung, um die eben angespannten Muskeln zu dehnen und zu lockern: Legen Sie sich auf den Rücken, und strecken Sie die Arme gerade über dem Kopf aus; die Zehen zeigen nach unten. Nun dehnen Sie Ihren Körper von den Fingerspitzen bis zu den Zehen und strecken sich dabei so lang wie möglich aus. Zählen Sie in dieser Position bis 10; dann entspannen Sie sich wieder. 3mal wiederholen.

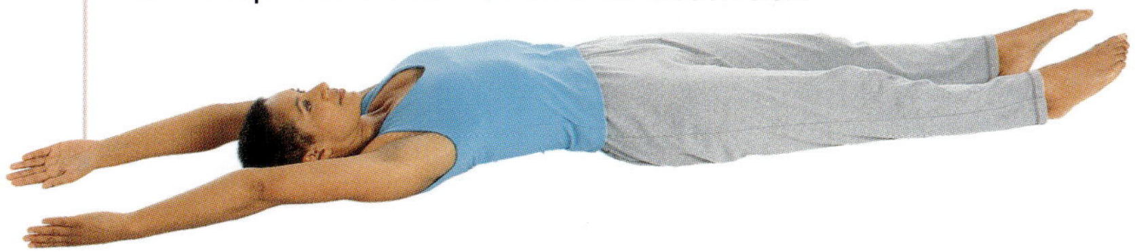

Bauch-Curl mit hochgestreckten Beinen

Wenn Sie bei der Arbeit viel stehen und sich womöglich zudem über eine Arbeitsfläche beugen müssen, haben Sie wahrscheinlich eine krumme Haltung, eine erhöhte Spannung in der Wirbelsäule und geschwollene Füße. Solche Probleme lassen sich durch die Bauchmuskelübung mit hochgestreckten Beinen lindern.

ZWECK DER ÜBUNG

Den Rücken aufzurichten, Spannungen in der Wirbelsäule abzubauen, die Bauchmuskulatur zu kräftigen und den Lymphfluß in den Beinen zu fördern, um Schwellungen entgegenzuwirken.

Ist die Übung gut für mich?

Diese Übung eignet sich für alle Rückentypen, besonders für Menschen, die zu krummer Haltung neigen und schwache Bauchmuskeln oder häufig geschwollene Füße haben.

Diese Übung dehnt den ganzen Rücken und lockert Verspannungen in der Wirbelsäule. Außerdem kräftigt sie die Bauchmuskeln, so daß sie der Wirbelsäule mehr Halt geben und Ihre Haltung verbessern.

Die Übung hat einen weiteren Vorteil: Wenn Sie gehen oder Treppen steigen, zieht sich Ihre Beinmuskulatur zusammen. Durch diese »Muskelpumpe« werden Blut und Gewebsflüssigkeit in den Venen und Lymphgefäßen nach oben gedrückt. Wenn Sie dagegen lange Zeit stillstehen, ist die Muskelpumpe inaktiv, und in Ihren Füßen und Fußgelenken sammelt sich Flüssigkeit an, so daß sie anschwellen. Diese Übung aktiviert die Muskelpumpe; außerdem fließt die Gewebsflüssigkeit dabei schon allein durch die Schwerkraft aus Ihren Füßen in Richtung Herz.

FÜR FORTGESCHRITTENE

Ihr Gesäß bleibt am Ende von Schritt 3 an der Wand. Legen Sie die Hände seitlich auf den Boden, und strecken Sie dann eine Hand nach dem gegenüberliegenden Fußknöchel aus. Heben Sie dabei die Schultern von der Matte ab. Zählen Sie in dieser Position bis 5; dann rollen Sie den Oberkörper langsam wieder auf der Matte ab. Entspannen Sie sich und machen Sie dann das gleiche mit dem anderen Arm. 5mal wiederholen und mit der wichtigen Anschlußübung beenden.

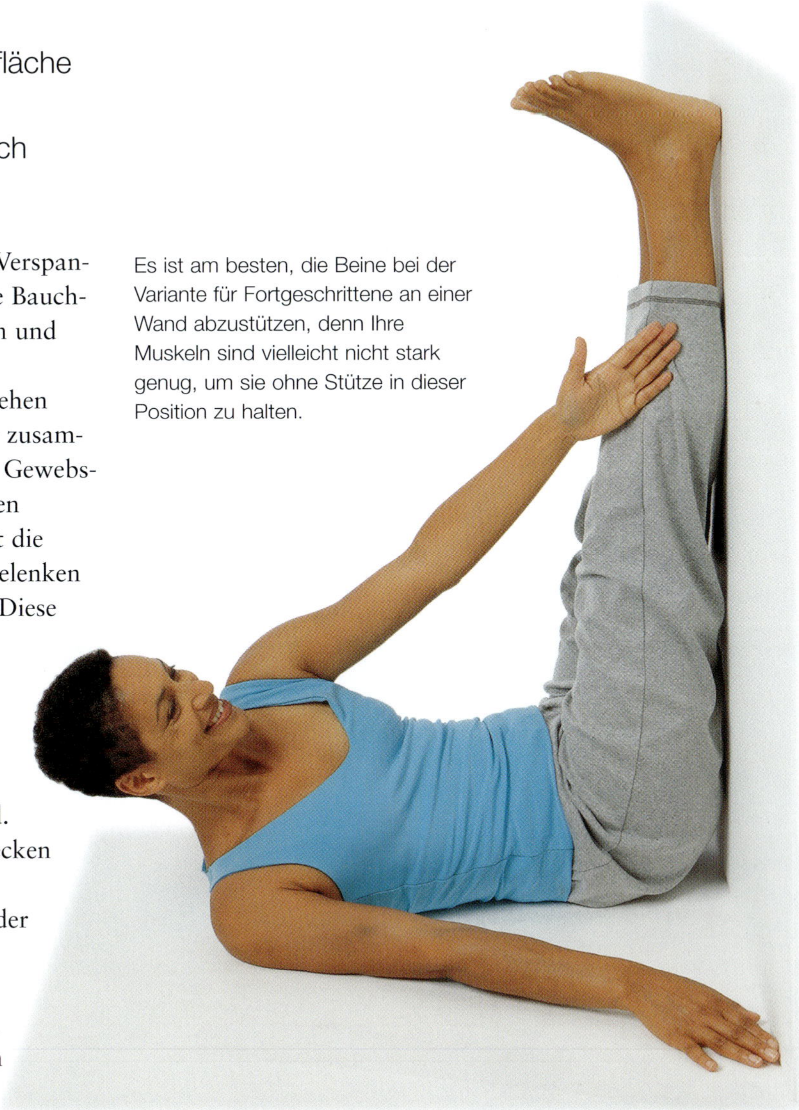

Es ist am besten, die Beine bei der Variante für Fortgeschrittene an einer Wand abzustützen, denn Ihre Muskeln sind vielleicht nicht stark genug, um sie ohne Stütze in dieser Position zu halten.

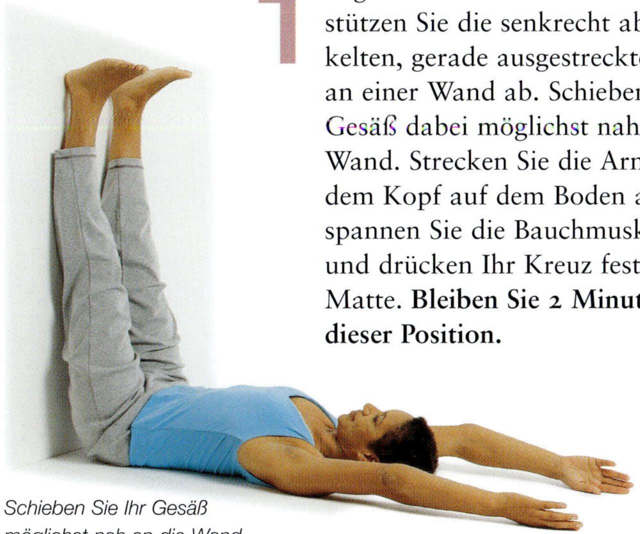

Schieben Sie Ihr Gesäß möglichst nah an die Wand

1 Legen Sie sich auf den Rücken, und stützen Sie die senkrecht abgewinkelten, gerade ausgestreckten Beine an einer Wand ab. Schieben Sie Ihr Gesäß dabei möglichst nah an die Wand. Strecken Sie die Arme hinter dem Kopf auf dem Boden aus. Dann spannen Sie die Bauchmuskeln an und drücken Ihr Kreuz fest gegen die Matte. **Bleiben Sie 2 Minuten lang in dieser Position.**

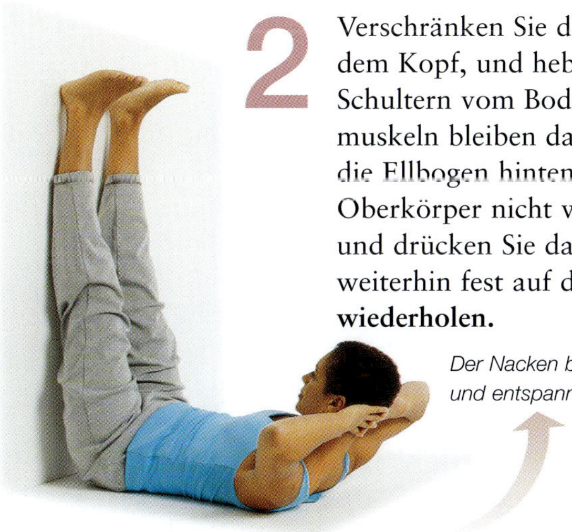

Der Nacken bleibt locker und entspannt

2 Verschränken Sie die Hände hinter dem Kopf, und heben Sie Kopf und Schultern vom Boden ab. Die Bauchmuskeln bleiben dabei angespannt, die Ellbogen hinten. Heben Sie Ihren Oberkörper nicht weiter als 30 Grad, und drücken Sie das Kreuz dabei weiterhin fest auf den Boden. **5mal wiederholen.**

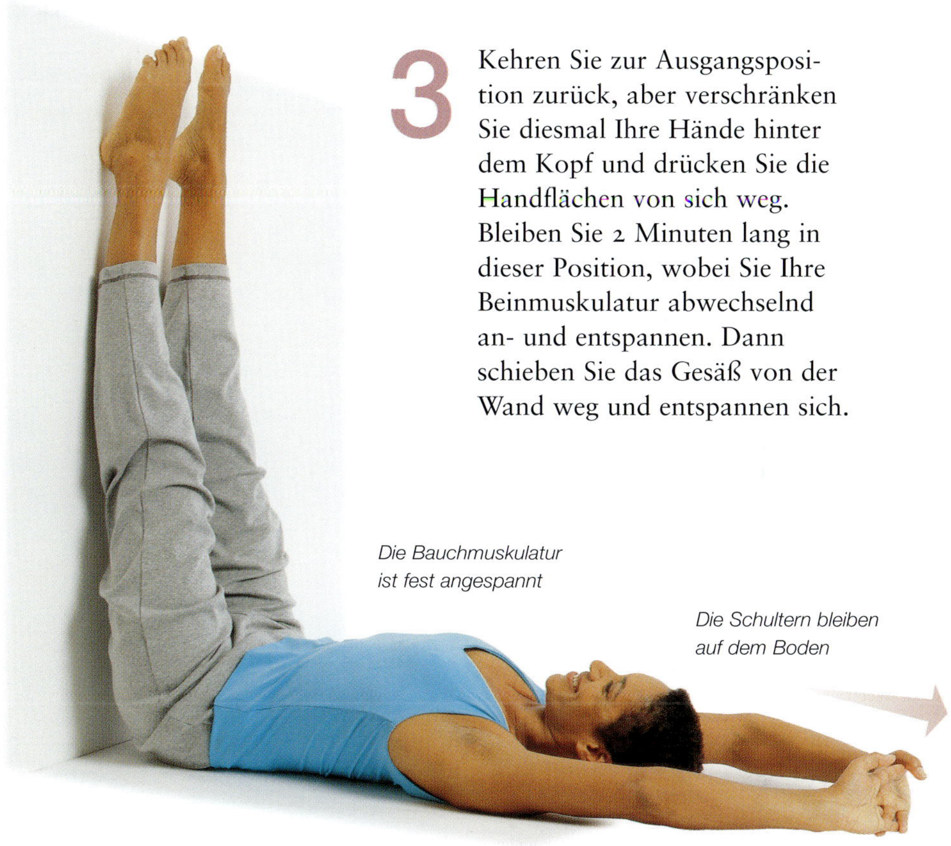

Die Bauchmuskulatur ist fest angespannt

Die Schultern bleiben auf dem Boden

3 Kehren Sie zur Ausgangsposition zurück, aber verschränken Sie diesmal Ihre Hände hinter dem Kopf und drücken Sie die Handflächen von sich weg. Bleiben Sie 2 Minuten lang in dieser Position, wobei Sie Ihre Beinmuskulatur abwechselnd an- und entspannen. Dann schieben Sie das Gesäß von der Wand weg und entspannen sich.

WICHTIGE ANSCHLUSSÜBUNG

Machen Sie folgende Übung, um die Muskeln in Ihrer Lendenwirbelsäule und an den Hinterseiten der Beine wieder zu entspannen: Legen Sie sich flach auf den Bauch, stützen Sie die Stirn auf die Hände, und heben Sie Kopf und Schultern ein Stück weit vom Boden ab. Zählen Sie in dieser Position bis 3. 5mal wiederholen.

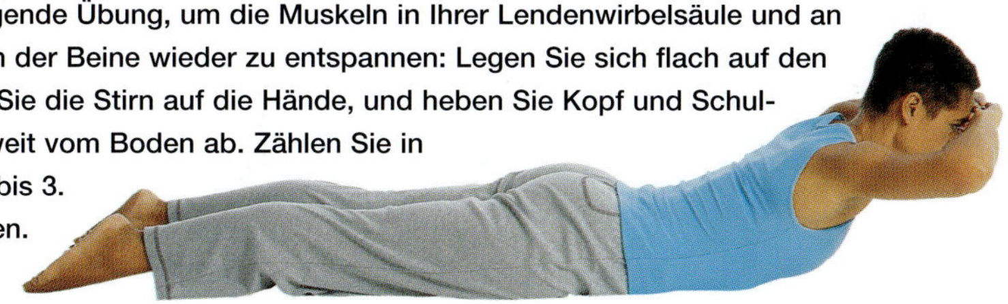

Rückendehnung

Wenn Sie längere Zeit stehen oder sitzen müssen, werden Ihre Bandscheiben zusammengedrückt. Auf die Dauer verlieren sie dadurch Flüssigkeit und fangen an zu schrumpfen. Mit der Rückendehnung können Sie diesem schmerzhaften Prozeß vorbeugen.

ZWECK DER ÜBUNG

Verspannte Zwischenwirbelmuskeln und -bänder zu lockern und durch seitliche Dehnung der Wirbelsäule im Oberbauchbereich den negativen Auswirkungen von langem Sitzen und Stehen entgegenzuwirken, damit die Bandscheiben sich wieder mit Flüssigkeit vollsaugen können.

Ist diese Übung gut für mich?

Die Übung eignet sich für alle Rückentypen, vor allem für Menschen, die viel sitzen oder zu krummer Haltung neigen.

Diese Übung dehnt die Muskeln und Bänder zwischen den Wirbeln und macht Ihre Wirbelsäule dadurch beweglicher. Auch seitlich im Oberbauchbereich wird die Wirbelsäule gedehnt, so daß die Bandscheiben Flüssigkeit aufnehmen, sich ausdehnen und ihre Schalldämpferfunktion wieder besser erfüllen können. Für diese Übung brauchen Sie ein zusammengerolltes Handtuch.

Wenn man den ganzen Tag steht, wird die Wirbelsäule so stark zusammengedrückt, daß man am Abend ganze 3 cm kleiner ist. Zum Glück nehmen die Bandscheiben nachts, wenn wir flach ausgestreckt daliegen, Flüssigkeit auf, so daß wir am nächsten Morgen wieder unsere normale Größe erreichen. Doch immer wenn die Wirbelsäule zusammengedrückt wird, drücken auch die Bandscheibengelenke aufeinander, so daß Muskeln und Bänder sich verspannen und die Wirbelsäule an Elastizität einbüßt.

FÜR FORTGESCHRITTENE

Sobald Ihr Rücken sich ein wenig gelockert hat, können Sie statt eines zusammengerollten Handtuchs auch eine Halbrolle (im Fachhandel erhältlich) verwenden, um die Wölbung Ihrer Wirbelsäule zu verstärken.

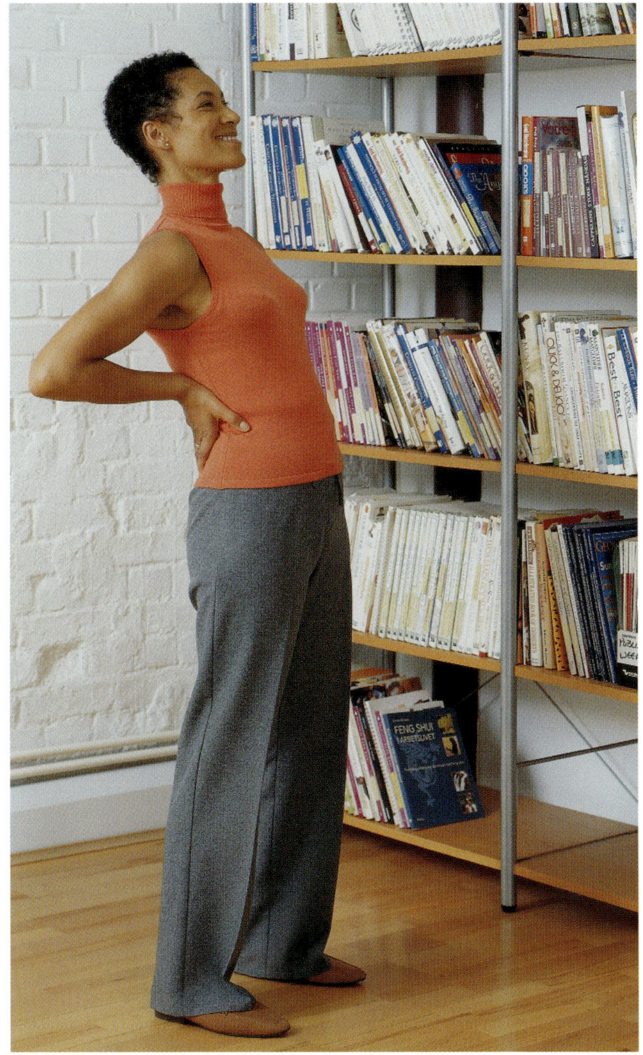

Legen Sie die Hände ins Kreuz, und wölben Sie Ihre Wirbelsäule leicht nach vorn, um nach Tätigkeiten, bei denen Sie sich bücken oder strecken mußten, einen Ausgleich zu schaffen und Verspannungen zu lösen.

Halten Sie den Kopf in neutraler Position

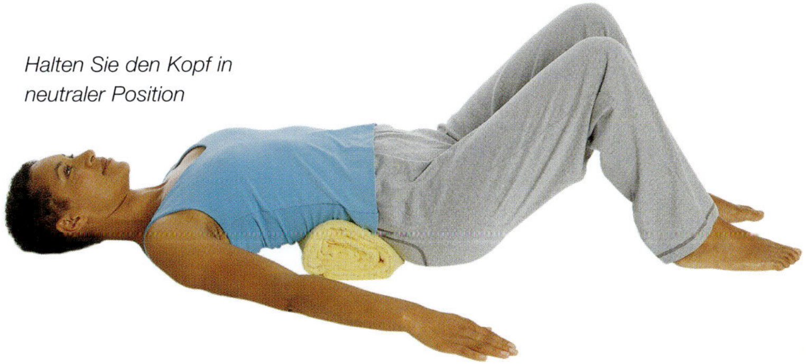

1 Legen Sie sich auf den Rücken; Ihre Knie sind gebeugt und hüftbreit auseinander, die Füße stehen flach auf dem Boden. Heben Sie das Gesäß vom Boden ab und schieben Sie sich ein zusammengerolltes Handtuch unter Steißbein und Hüften. Dann lassen Sie den Rücken auf das Handtuch sinken und legen die Arme seitlich auf der Matte ab.

Entspannen Sie sich in dieser Haltung

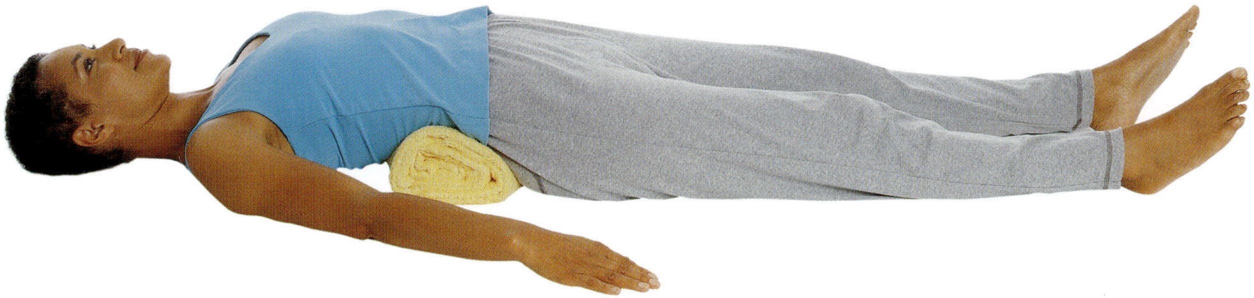

2 Strecken Sie die Beine gerade aus, so daß Ihr Körper sich über dem zusammengerollten Handtuch wölbt. Entspannen Sie sich völlig, und bleiben Sie 1–10 Minuten lang in dieser Position – je nachdem, wie lange es für Sie angenehm ist.

WICHTIGE ANSCHLUSSÜBUNG

Machen Sie nach der Rückendehnung folgende Übung, damit Vorder- und Rückseite Ihrer Wirbelsäule gleichmäßig gedehnt werden: Ziehen Sie die Knie zur Brust hoch, und lassen Sie sie 3mal sanft vor und zurück schaukeln, um die Wirbelsäule in der entgegengesetzten Richtung zu dehnen.

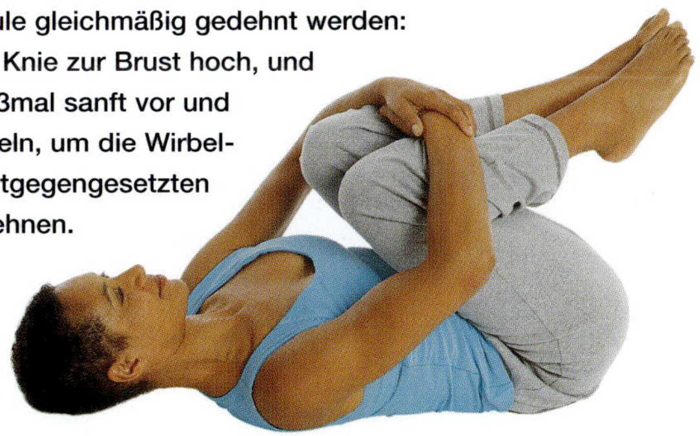

Halten Sie Ihre Knie hüftbreit auseinander und die Füße parallel auf dem Boden

3 Nun beugen Sie die Knie wieder, heben den Körper vom Handtuch ab und schieben es beiseite. Dann lassen Sie Ihr Gesäß auf den Boden sinken und entspannen sich.

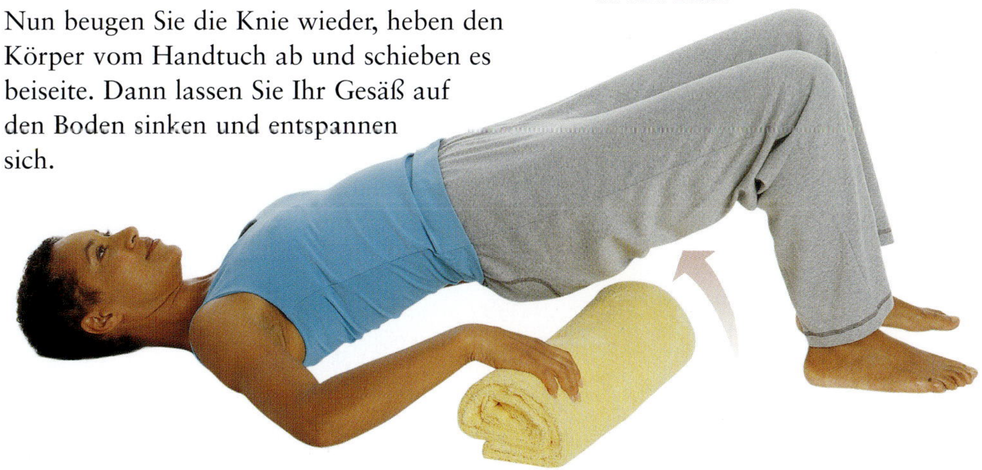

Die Katze

Während eines typischen Arbeitstags verlieren die Bandscheiben viel Flüssigkeit und werden dünner. Dadurch nutzen sie sich leichter ab, und das Risiko für Facettengelenkentzündungen steigt. Mit der »Katze« können Sie diesen Problemen vorbeugen.

ZWECK DER ÜBUNG

Die Wirbel auseinanderzuziehen, damit die Bandscheiben die Flüssigkeit aufnehmen können, die sie während des Tages verloren haben. Gleichzeitig stärkt die Übung die Muskeln, die der Wirbelsäule Halt geben.

Ist diese Übung gut für mich?

Die Übung eignet sich sowohl für einen normalen Rücken als auch für Menschen mit Hohlkreuz. Wenn Sie einen Flachrücken haben, machen Sie Übungsschritt 3 vor Schritt 2.

Diese Übung stärkt die Bauchmuskeln, so daß sie der Wirbelsäule mehr Halt geben können. Gleichzeitig dehnt sie die Wirbelsäule und zieht die Wirbel auseinander, wodurch die Flüssigkeitsaufnahme der Bandscheiben gefördert wird. Außerdem wirkt diese Übung sehr entspannend: Sie lockert Verspannungen in den Wirbelsäulenaufrichtern, die sich an beiden Seiten der Wirbelsäule entlangziehen. Nach langem Sitzen oder Stehen ist die »Katze« besonders wirksam.

FÜR FORTGESCHRITTENE

Atmen Sie bei Schritt 3, während Sie einen Buckel machen, ein, und lassen Sie sich beim Ausatmen auf die Fersen zurücksinken. Der Kopf bleibt dabei weiterhin gesenkt. Spüren Sie, wie Ihre ganze Wirbelsäule gedehnt wird, und zählen Sie bis drei. Dann kehren Sie wieder in die Ausgangsposition zurück.

Sie können die Variante für Fortgeschrittene in Ihr reguläres Übungsprogramm aufnehmen oder auch zwischendurch machen, um nach langem, regungslosem Stehen oder Sitzen Verspannungen zu lösen.

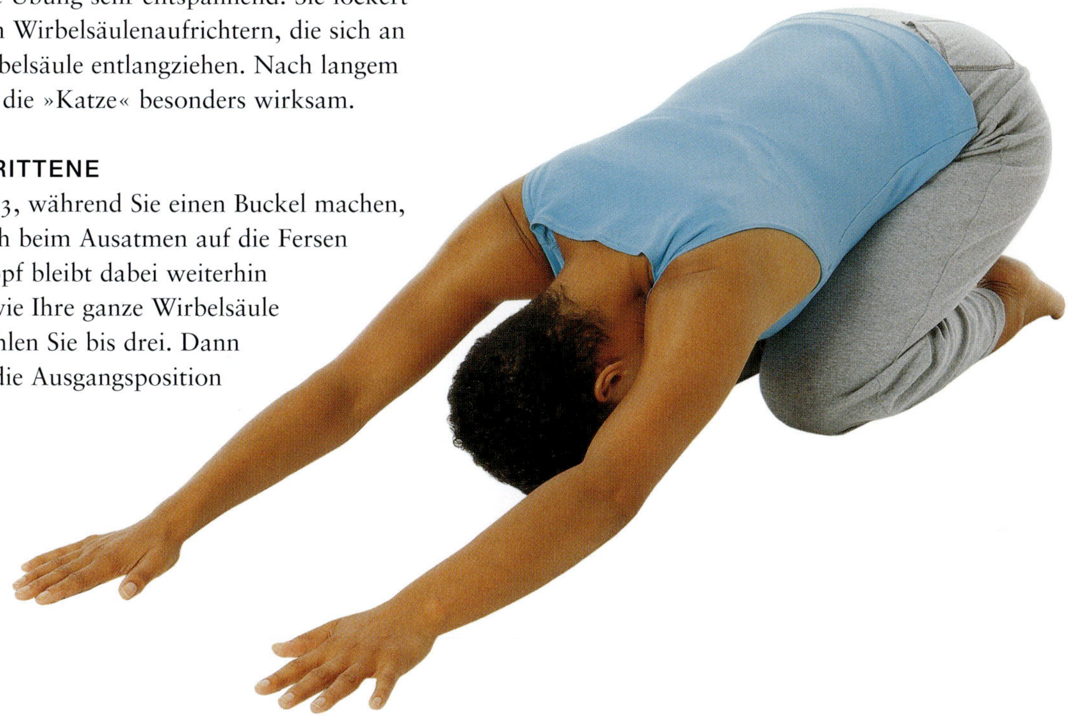

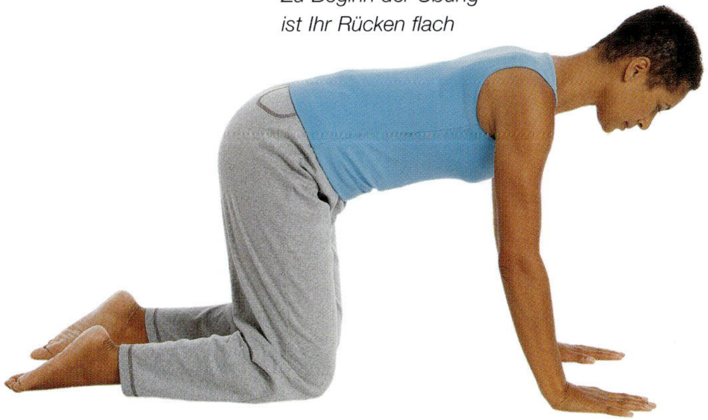

Zu Beginn der Übung ist Ihr Rücken flach

1 Knien Sie auf alle Viere. Arme und Beine sind schulterbreit auseinander; Ihre Hüften befinden sich direkt über den Knien und die Schultern direkt über den Händen. Spannen Sie die Bauchmuskeln an, und achten Sie darauf, daß Ihre Wirbelsäule gerade ist. Atmen Sie dabei ganz normal weiter.

EINFACHE VARIANTE

Wenn Sie einen Rundrücken und gebeugte Schultern haben, machen Sie diese Übung so, daß Ihre Finger zu den Knien hin zeigen. Dadurch wird der Rücken abgeflacht: Sie können dann nur den hinteren Teil nach oben krümmen.

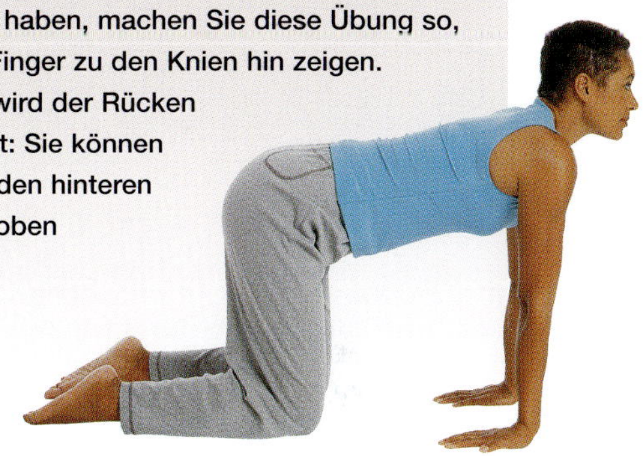

2 Beim Ausatmen heben Sie den Kopf und machen ein Hohlkreuz. Lassen Sie Ihren Rücken so tief in Richtung Boden sinken, wie es geht, ohne weh zu tun. **Bleiben Sie in dieser Position und zählen Sie bis 3.**

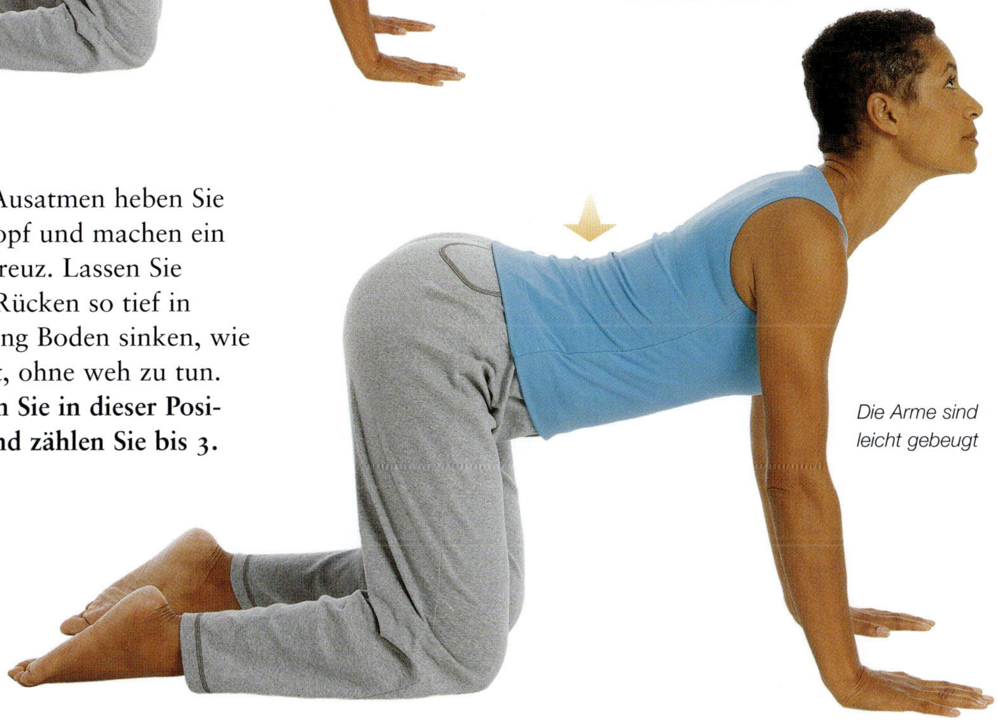

Die Arme sind leicht gebeugt

3 Beim Einatmen senken Sie den Kopf und krümmen Ihr Kreuz nach oben, so weit es geht, ohne Ihnen Schmerzen zu bereiten. **Zählen Sie in dieser Position bis 3.** Dann kehren Sie in die Ausgangsposition zurück und atmen ganz normal. **Wiederholen Sie diese Übung 5mal.**

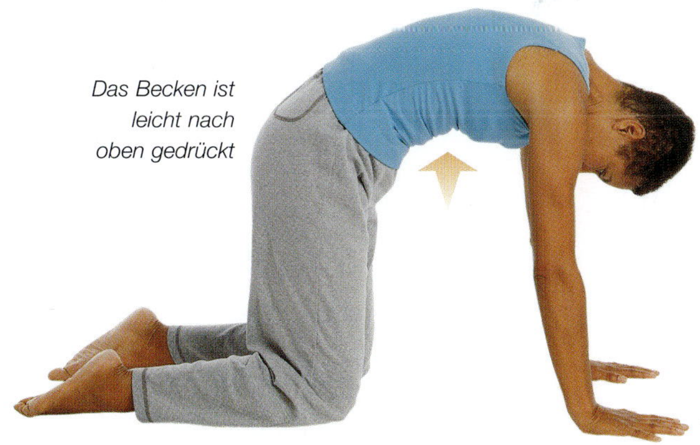

Das Becken ist leicht nach oben gedrückt

Wirbelsäulendrehung

Vielen Menschen fällt es schwer, sich umzudrehen, weil ihre Wirbelsäule nicht beweglich genug ist; wenn man sie nicht regelmäßig trainiert, wird diese Bewegung mit der Zeit immer schwieriger. Die Wirbelsäulendrehung macht Sie elastischer.

ZWECK DER ÜBUNG

Den Spielraum Ihrer Wirbelsäule für Drehbewegungen zu erhöhen, so daß Sie sich gleich gut in beide Richtungen drehen können.

Ist diese Übung gut für mich?

Die Übung eignet sich für alle Rückentypen.

Durch diese Übung werden die Muskeln und Bänder des ganzen Rückens und auch des Brustkorbs gedehnt. Ihre Wirbelsäule wird dadurch elastischer, so daß Sie sich leichter zur Seite wenden oder umdrehen können. Viele Menschen sind auf einer Seite beweglicher als auf der anderen. Auch dagegen schafft diese Übung Abhilfe.

Die Wirbelsäulendrehung ist besonders gut für die Brustwirbelsäule, denn die Brustwirbel lassen sich im Vergleich zur restlichen Wirbelsäule kaum vorwärts und rückwärts bewegen, haben aber den größten Spielraum für Drehbewegungen.

FÜR FORTGESCHRITTENE

Machen Sie die Übung wie unten beschrieben, nehmen Sie jedoch Ihre Beine wieder voneinander und schieben sie seitlich unter die Knie, ehe Sie sich in Schritt 3 weiter nach hinten wenden (siehe Abb. rechts). Drücken Sie beide Knie zum Boden hinunter, und achten Sie darauf, die Hand im Rücken stillzuhalten.

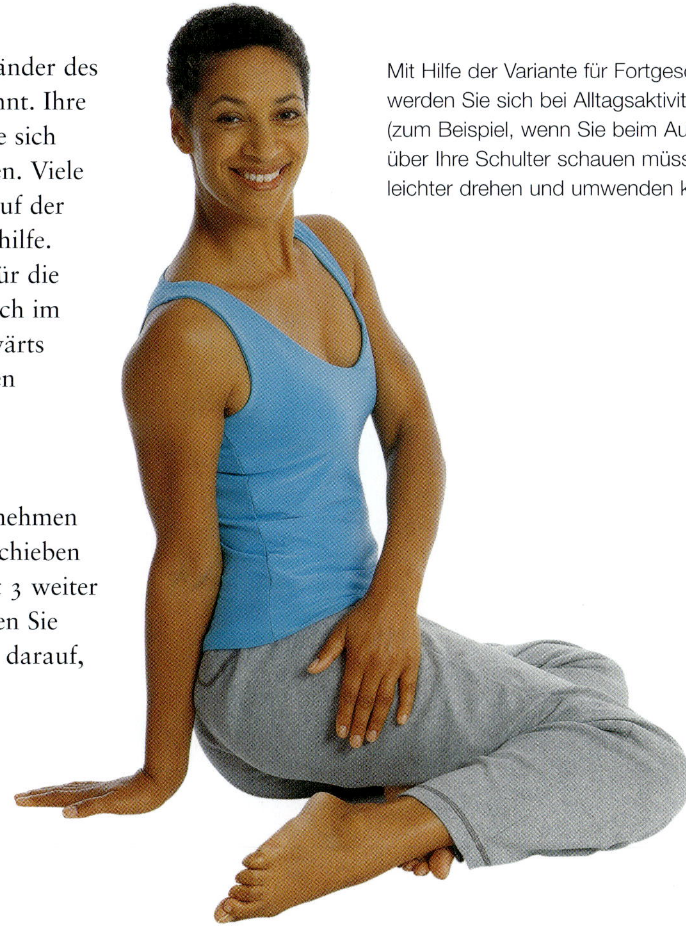

Mit Hilfe der Variante für Fortgeschrittene werden Sie sich bei Alltagsaktivitäten (zum Beispiel, wenn Sie beim Autofahren über Ihre Schulter schauen müssen) leichter drehen und umwenden können.

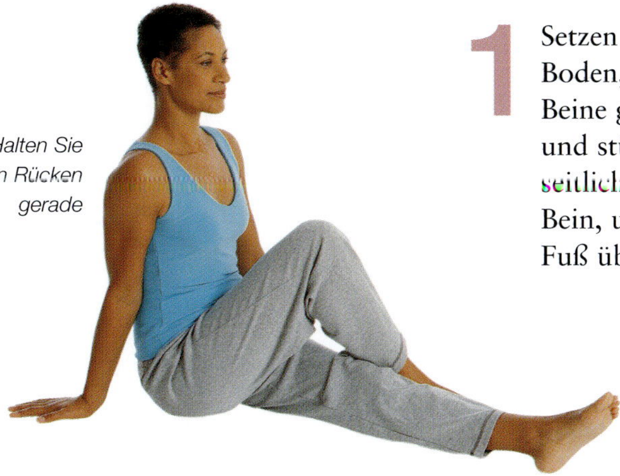

Halten Sie den Rücken gerade

1 Setzen Sie sich auf den Boden, strecken Sie die Beine gerade nach vorn, und stützen Sie die Hände seitlich ab. Beugen Sie ein Bein, und kreuzen Sie den Fuß über Ihr gerades Bein.

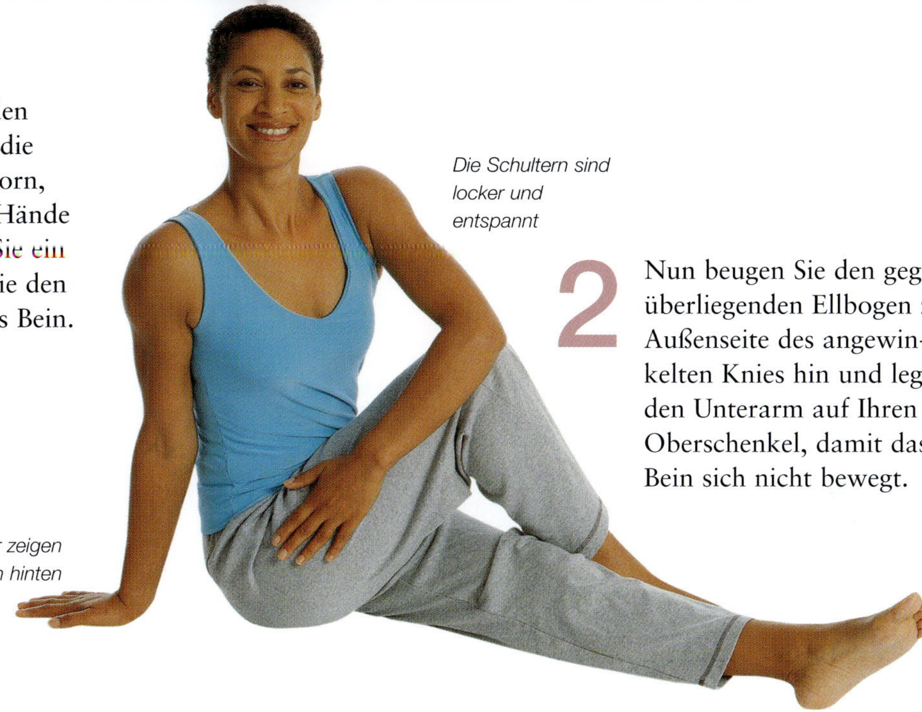

Die Schultern sind locker und entspannt

Die Finger zeigen nach hinten

2 Nun beugen Sie den gegenüberliegenden Ellbogen zur Außenseite des angewinkelten Knies hin und legen den Unterarm auf Ihren Oberschenkel, damit das Bein sich nicht bewegt.

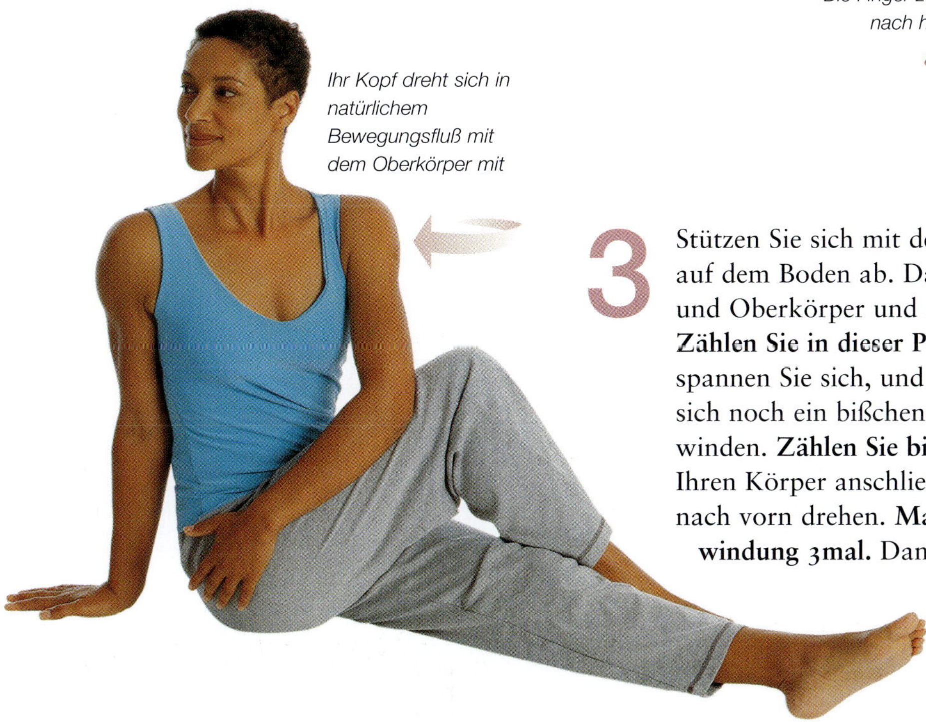

Ihr Kopf dreht sich in natürlichem Bewegungsfluß mit dem Oberkörper mit

3 Stützen Sie sich mit der freien Hand hinten auf dem Boden ab. Dann drehen Sie Kopf und Oberkörper und schauen nach hinten. **Zählen Sie in dieser Position bis 10.** Entspannen Sie sich, und versuchen Sie dann, sich noch ein bißchen weiter nach hinten zu winden. **Zählen Sie bis 5,** und lassen Sie Ihren Körper anschließend wieder etwas nach vorn drehen. **Machen Sie diese Zusatzwindung 3mal.** Dann wiederholen Sie die ganze Übung seitenverkehrt.

EINFACHE VARIANTE

Setzen Sie sich aufrecht auf einen Stuhl, schlagen Sie die Beine übereinander, und verschränken Sie Ihre Unterarme in Schulterhöhe. Drehen Sie Kopf und Oberkörper erst nach einer Seite, dann nach der anderen, um hinter sich zu schauen. Machen Sie das 5mal. Dann schlagen Sie die Beine in der anderen Richtung übereinander und wiederholen die ganze Übung 5mal.

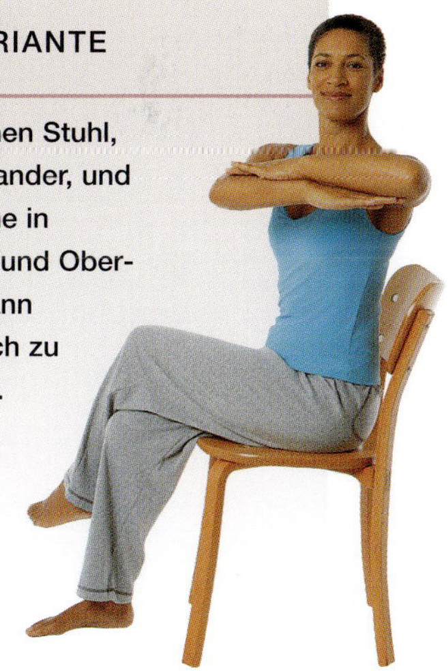

Pilates-Rolle

Schwache Bauchmuskeln und schlechte Haltung sind die Hauptursachen für eine zu starke Einwärtskrümmung der Lendenwirbelsäule (Hohlkreuz). Das kann Rückenschmerzen und sogar Ischias verursachen. Mit der Pilates-Rolle können Sie solchen Problemen vorbeugen bzw. sie behandeln.

ZWECK DER ÜBUNG

Die Bauchmuskulatur zu kräftigen, damit sie der Wirbelsäule mehr Halt gibt, und einen möglicherweise aus dem Gleichgewicht geratenen Körperschwerpunkt zu korrigieren. Gleichzeitig wird die Wirbelsäule bei der Übung gedehnt, und ein übermäßiges Hohlkreuz wird abgeflacht.

Ist diese Übung gut für mich?

Die Übung eignet sich für alle Rückentypen, vor allem für Menschen mit schwacher Bauchmuskulatur oder Hohlkreuz.

Durch diese Pilates-Übung wird das Kreuz abgeflacht und die gerade Bauchmuskulatur gekräftigt. Diese Muskeln müssen stark sein, denn sie bilden ein Gegengewicht zur Rückenmuskulatur, stützen die Wirbelsäule vorn ab und halten die Eingeweide in der richtigen Position.

Denken Sie daran, während der ganzen Übung das Kinn in Richtung Brust zu schieben, den Bauch einzuziehen und tief durchzuatmen. Sie brauchen für diese Übung eine Matte, die dick genug ist, um die Dornfortsätze Ihrer Wirbelsäule während des Vor- und Zurückrollens gut zu polstern.

FÜR FORTGESCHRITTENE

Machen Sie die Hauptübung wie unten beschrieben, aber strecken Sie beim Balancieren in Schritt 2 die (immer noch leicht gebeugten) Beine nach vorn aus. Bleiben Sie in dieser Position, zählen Sie bis 5, und machen Sie dann mit Schritt 3 weiter. Insgesamt 5mal wiederholen.

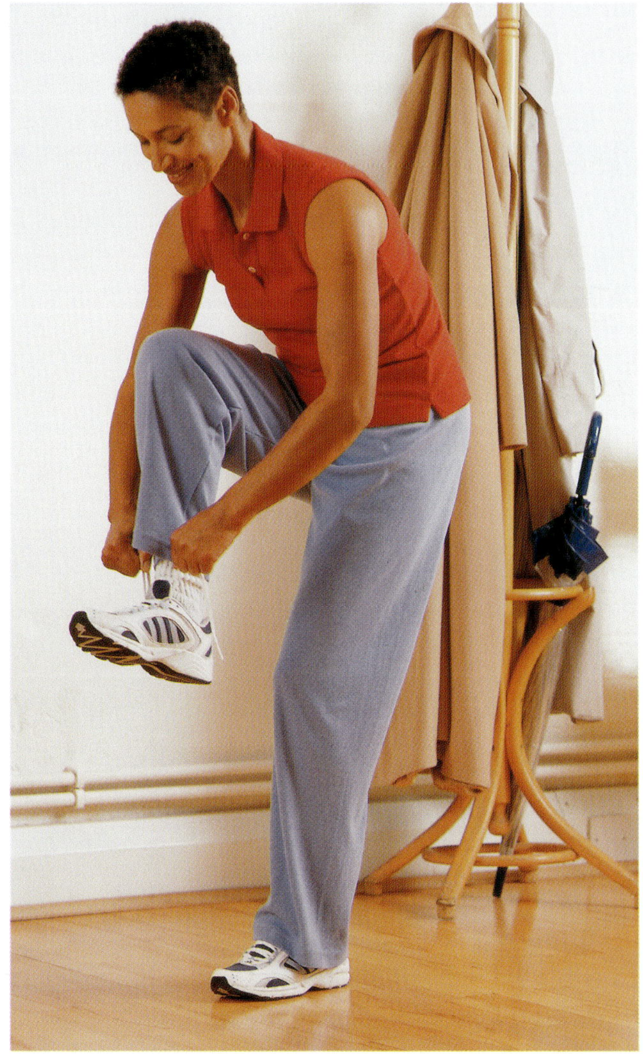

Dank der Pilates-Rolle werden Ihnen Aktivitäten, bei denen Sie den Körper mit Hilfe Ihrer Bauchmuskulatur aufrecht halten müssen (zum Beispiel das Schuhebinden im Stehen auf einem Bein), leichter fallen.

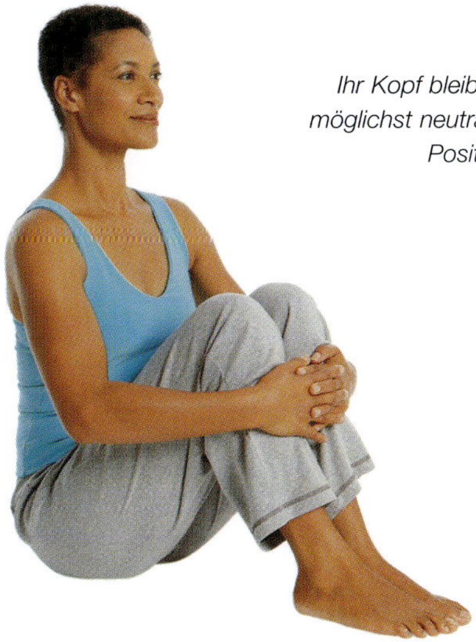

1 Setzen Sie sich mit eng angezogenen Knien auf den Boden; das Kinn zeigt in Richtung Brust. Umfassen Sie Ihre Unterschenkel mit den Händen.

Ihr Kopf bleibt in möglichst neutraler Position

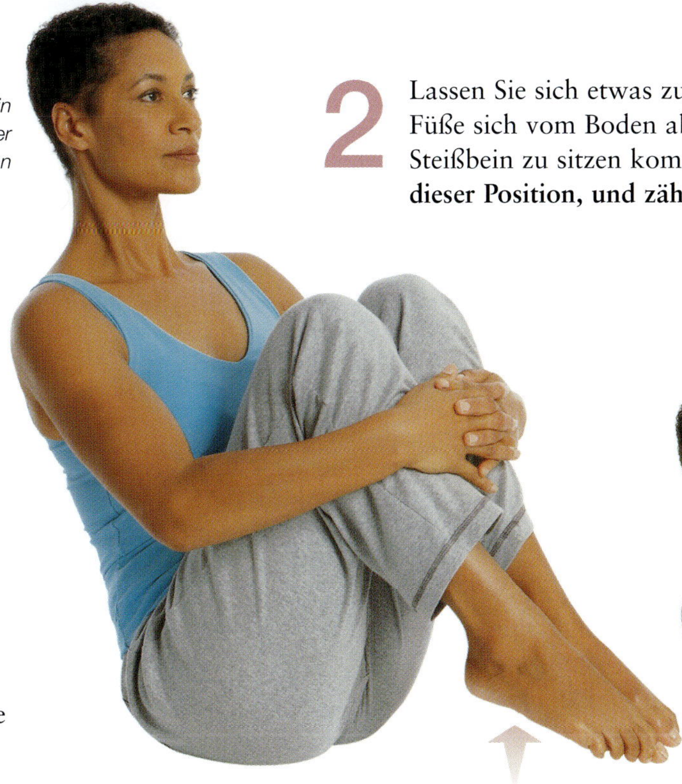

2 Lassen Sie sich etwas zurückrollen, so daß Ihre Füße sich vom Boden abheben und Sie auf das Steißbein zu sitzen kommen. **Balancieren Sie in dieser Position, und zählen Sie bis 5.**

Die Bauchmuskeln sind angespannt

Die Knie bleiben zusammen

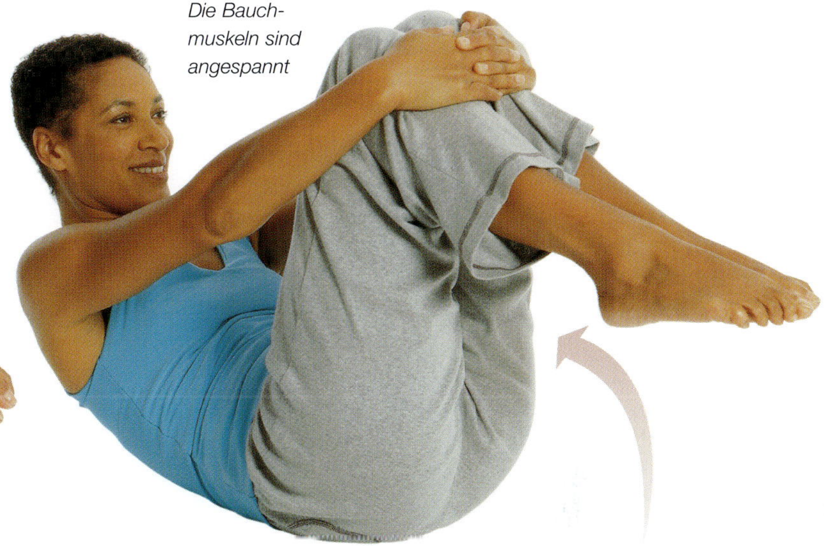

3 Rollen Sie noch weiter zurück, so daß Ihr Körper möglichst weit hinten auf Ihrem Steißbein zu liegen kommt. Dann lassen Sie sich wieder ein Stück vorwärtsrollen, wobei Ihr Körper immer noch auf dem Steißbein ruht. **Rollen Sie insgesamt 5mal vor und zurück.**

EINFACHE VARIANTE

Setzen Sie sich auf einen Stuhl, und legen Sie die Handflächen knapp oberhalb der Knie unter Ihre Oberschenkel, so daß Ihre Lendenwirbelsäule sich rundet. Dann runden Sie auch die Schultern und schieben das Kinn in Richtung Brust. Heben Sie die Beine vom Boden ab und senken Sie die Stirn, so daß Knie und Stirn einander so nah wie möglich kommen. Dann lassen Sie die Füße wieder auf den Boden hinabsinken. 5mal wiederholen.

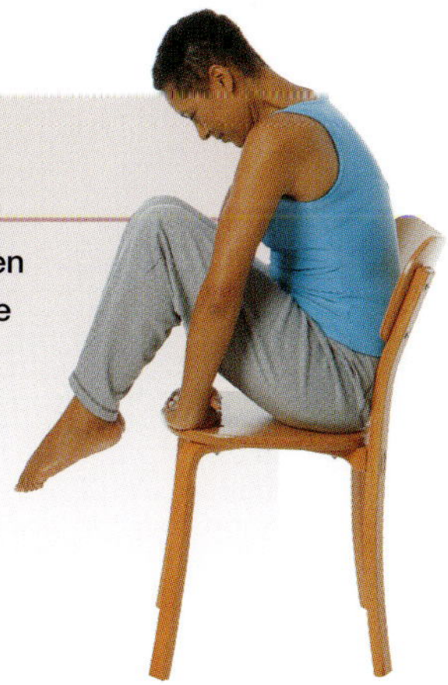

Schulterkreisen

Viele Menschen, die den ganzen Tag am Schreibtisch sitzen, merken gar nicht, wie sehr sie ihre Schulterpartie dabei krümmen, verspannen und ihren Brustkorb damit einengen. Auch die Wirbel werden zusammengedrückt, was die Atmung erschwert und zu Muskelkrämpfen, Spannungskopfschmerz und Schmerzen im Nacken und oberen Brustkorb führen kann. Durch das Schulterkreisen können Sie solchen Problemen vorbeugen.

ZWECK DER ÜBUNG

Ihre Atmung zu verbessern, durch Mobilisation der Gelenke im Brustkorb Spannungskopfschmerzen vorzubeugen und gleichzeitig das Risiko von Schmerzen in der Muskulatur von Nacken, Schultern und oberem Wirbelsäulenbereich zu senken.

Ist diese Übung gut für mich?

Die Übung eignet sich für alle Rückentypen. Falls Sie einen Flachrücken haben, sollten Sie stets mit einem Vorwärtskreisen statt mit einem Rückwärtskreisen enden (siehe Schritt 3).

Diese Übung lockert Nacken und Schultern sowie die Gelenke zwischen Rippen und Wirbelsäule und zwischen Rippen und Brustbein. Dadurch wird Ihr Oberkörper beweglicher, und Sie können auch wieder besser und tiefer durchatmen.

Das Schulterkreisen lindert außerdem Verspannungen in Muskeln und Bändern und fördert die Flüssigkeitsaufnahme der Bandscheiben. Es beugt einer Abnutzung der Wirbelsäule vor und verzögert so die Entstehung einer Arthrose. Zudem lassen sich damit Verspannungen schnell und wirksam lösen.

FÜR FORTGESCHRITTENE

Kreisen Sie gleichzeitig mit einem Arm 5mal nach vorn und mit dem anderen 5mal nach hinten; anschließend wechseln Sie die Arme. Für diese Übung brauchen Sie viel Beweglichkeit und eine gute Körperkoordination! Zum Schluß lassen Sie beide Arme rückwärts kreisen, um Ihren Brustkorb zu dehnen.

Manchen Menschen fällt die Variante für Fortgeschrittene schwer, weil sie ein hohes Maß an Körperkoordination erfordert.

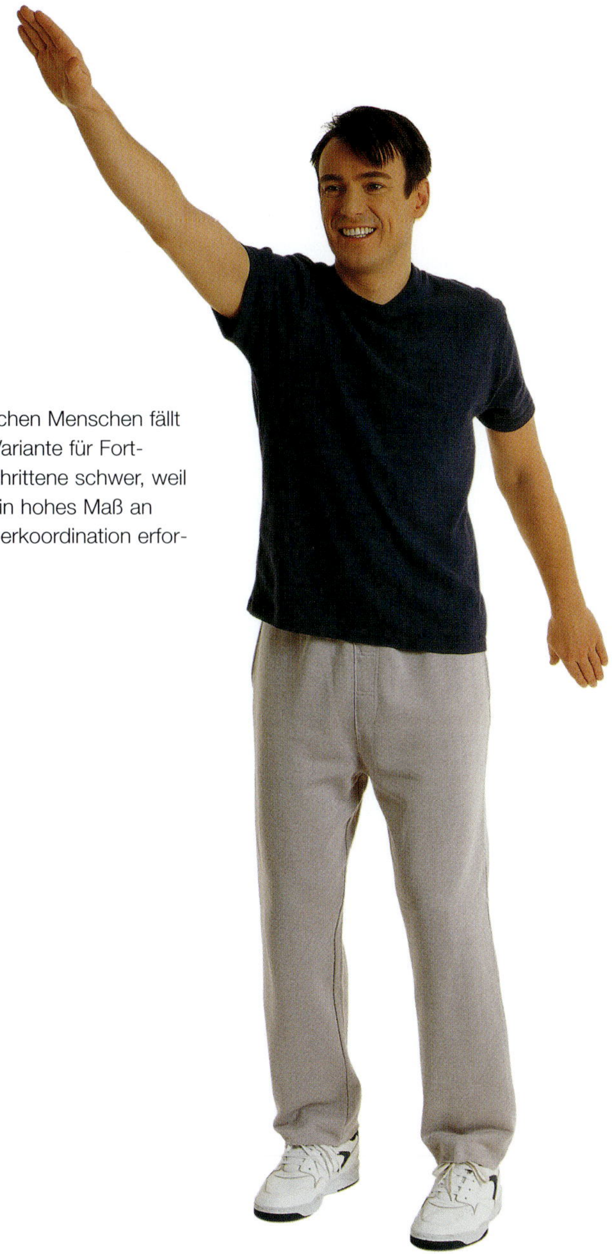

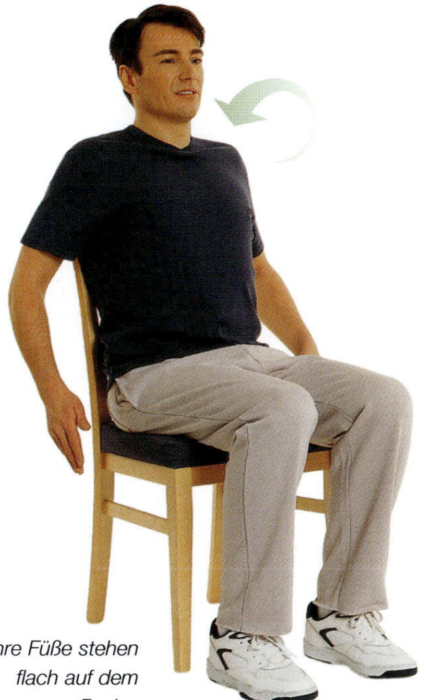

Ihre Füße stehen flach auf dem Boden

1 Setzen Sie sich auf einen Stuhl. Ihr Kreuz befindet sich in neutraler Position. Lassen Sie langsam beide Schultern **5mal** rückwärts und anschließend **5mal** vorwärts kreisen.

2 Nun kreisen Sie statt der Schultern mit den Ellbogen: zuerst **5mal** langsam rückwärts und dann **5mal** langsam nach vorn.

Ihr Kopf ist in neutraler Position

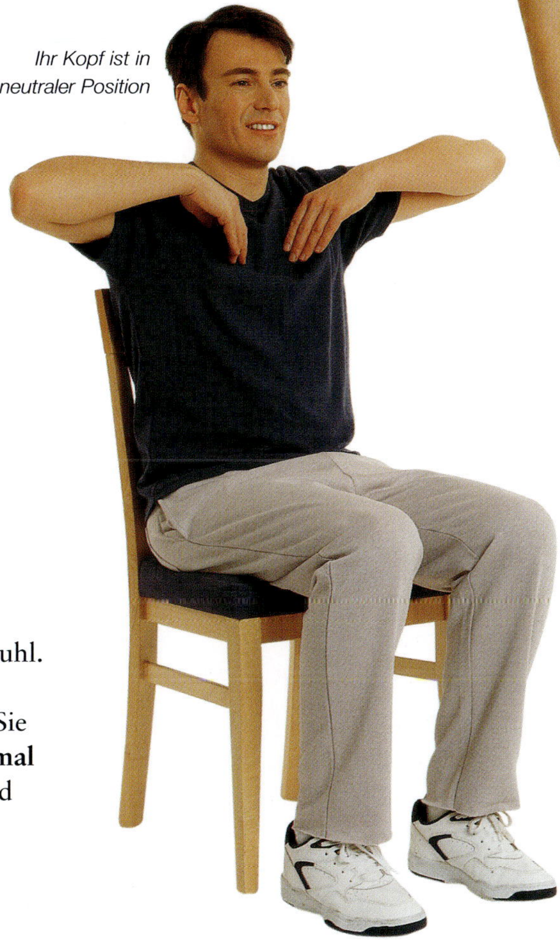

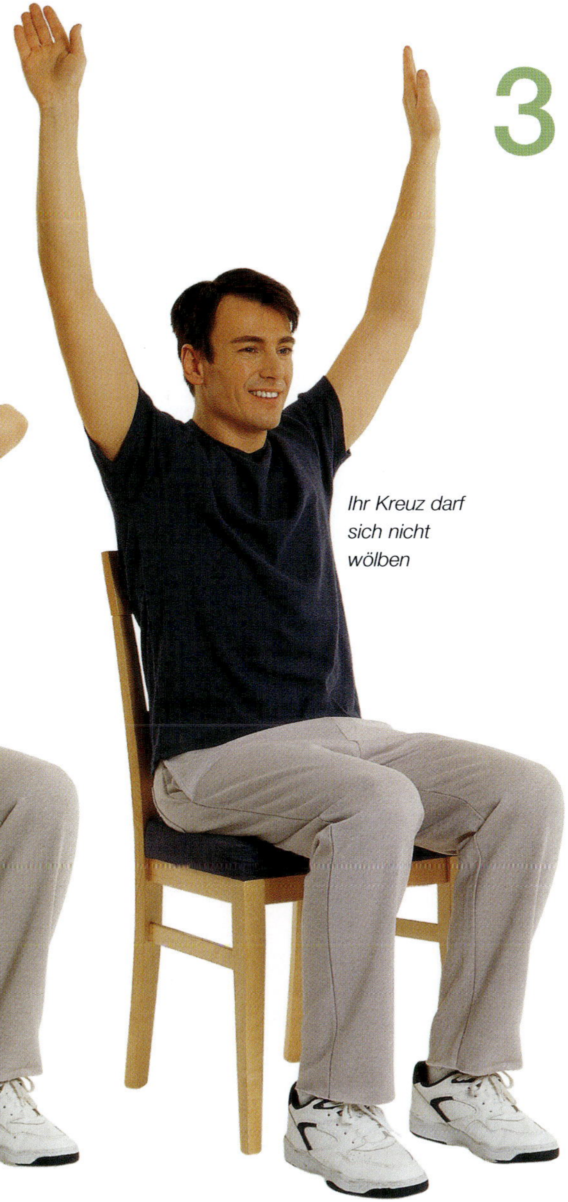

Ihr Kreuz darf sich nicht wölben

3 Zum Schluß lassen Sie die Arme **5mal** rückwärts kreisen, um Brustkorb und Nackenmuskeln zu dehnen.

EINFACHE VARIANTE

Wenn Sie keinen Stuhl oder Hocker zur Verfügung haben, können Sie diese Übung auch im Stehen machen. Achten Sie dabei darauf, den Unterkörper nicht zu bewegen und kein Hohlkreuz zu machen; das würde Ihre Lendenwirbelsäule zu sehr belasten.

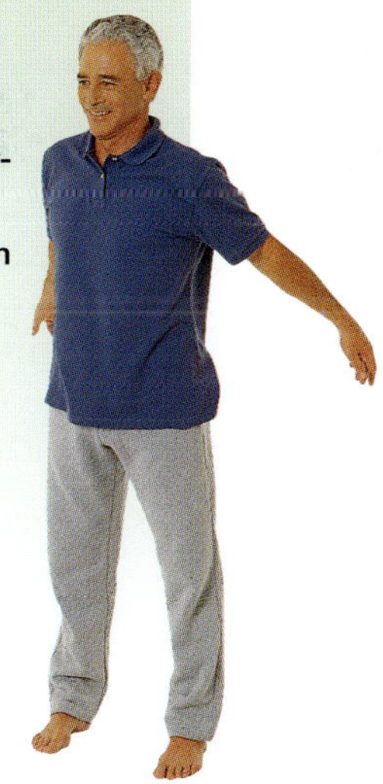

Brustkorbdehnung

Bei sitzender Lebensweise verspannt sich die Brustmuskulatur sehr leicht. Um diese Fehlhaltung auszugleichen, überdehnen sich häufig die oberen Rückenmuskeln, und die Schulterblätter werden unbeweglich. So kann es zu schmerzhaften Muskelverspannungen kommen. Mit der Brustkorbdehnung läßt sich solchen Schmerzen vorbeugen.

ZWECK DER ÜBUNG

Gebeugten Schultern entgegenzuwirken, indem der Brustkorb gedehnt, die Rippenwirbelgelenke gelockert, die Brustwirbelsäule mobilisiert und die Brustmuskulatur gekräftigt werden.

Ist diese Übung gut für mich?

Die Übung eignet sich für alle Rückentypen, vor allem für Menschen mit sitzender Tätigkeit und gebeugten Schultern, übermäßig gekrümmter Brustwirbelsäule oder Hühnerbrust.

Diese einfache Übung dehnt die Brustmuskulatur und stärkt die Trapezmuskeln. Durch die Bewegung dieser Muskeln wird der Brustkorb geweitet, und auch die Bänder und Muskeln, die die Rippen hinten mit der Wirbelsäule und vorn mit dem Brustbein verbinden, werden gedehnt. Das erleichtert und verbessert die Atmung, lindert Verspannungen und mobilisiert die Schulterblätter, wodurch Oberkörperbewegungen, die man im täglichen Leben häufig ausführen muß (beispielsweise Drehungen), erleichtert werden.

FÜR FORTGESCHRITTENE

Strecken Sie im Sitzen oder im Stehen beide Arme in Schulterhöhe gerade nach vorn. Winkeln Sie die Ellbogen nach außen ab (die Arme bleiben dabei waagerecht in Schulterhöhe), und legen Sie Ihre Hände übereinander. Ziehen Sie die Ellbogen weit nach außen und nach hinten (siehe Abb. rechts), und drücken Sie dabei die Schulterblätter zusammen. 5mal wiederholen. Halten Sie am Schluß die Ellbogen zurückgezogen, und atmen Sie tief ein. Zählen Sie in dieser Position bis 10, und lassen Sie dann locker. Achten Sie darauf, bei dieser Übung nicht die Schultern hochzuziehen; sie sollten ganz entspannt bleiben.

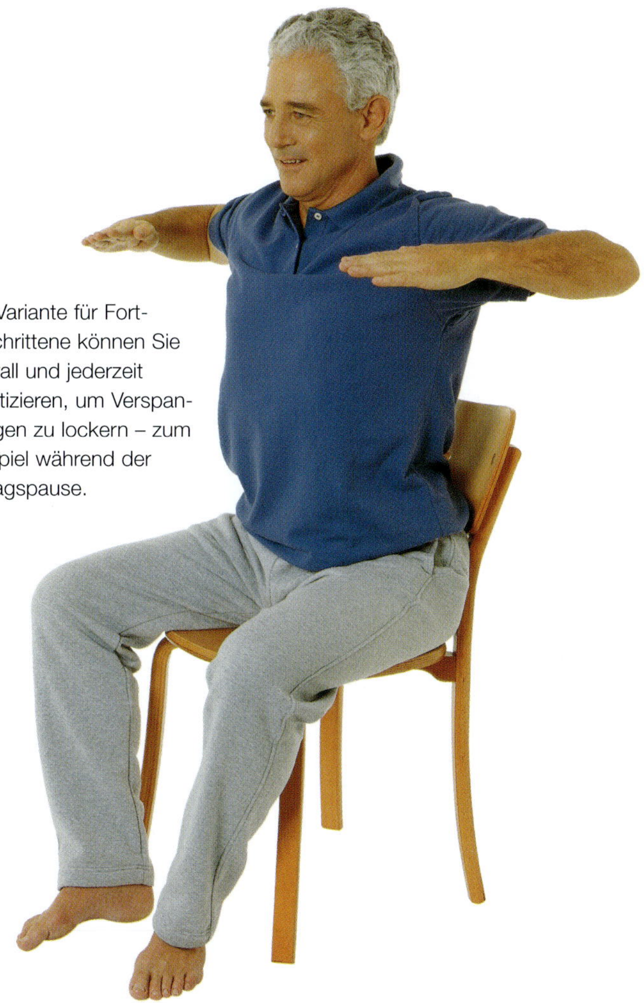

Die Variante für Fortgeschrittene können Sie überall und jederzeit praktizieren, um Verspannungen zu lockern – zum Beispiel während der Mittagspause.

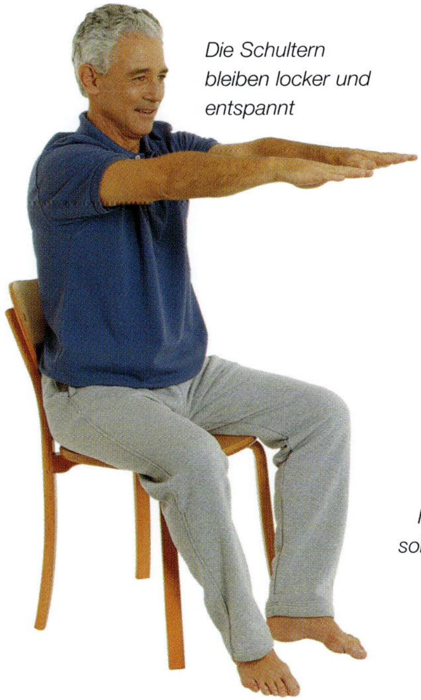

Die Schultern bleiben locker und entspannt

1 Setzen Sie sich aufrecht auf einen Stuhl, und strecken Sie die Arme in Schulterhöhe gerade nach vorn. Achten Sie darauf, daß Ihr Rücken dabei in neutraler Position bleibt.

Der Kopf darf nicht vornübersinken

Ihr Rücken sollte gerade sein

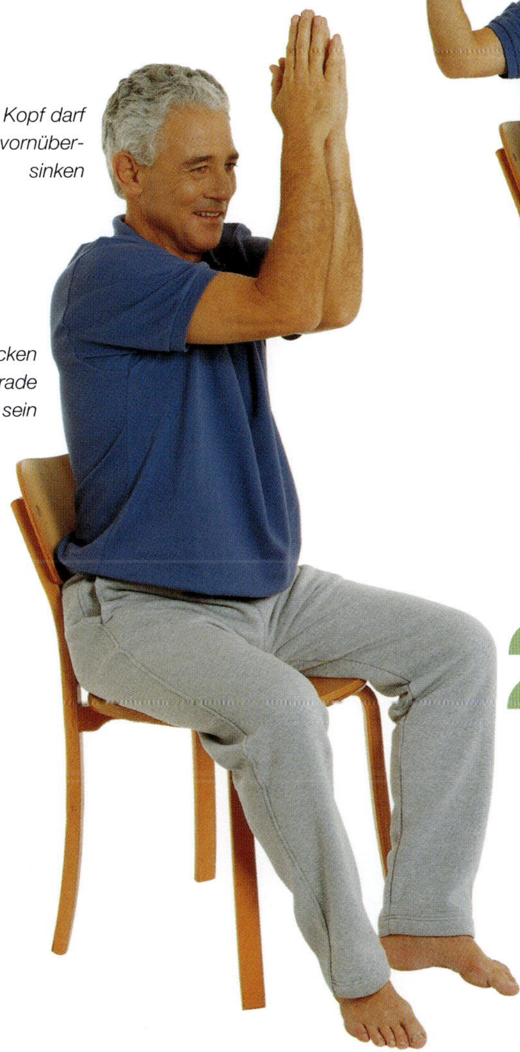

2 Heben Sie die Unterarme, so daß sie einen rechten Winkel zu den Oberarmen bilden, und führen Sie sie so zusammen, daß Handflächen und Innenseiten der Unterarme sich berühren. **Zählen Sie in dieser Position bis 10.** Ihre Schultern bleiben dabei locker und entspannt.

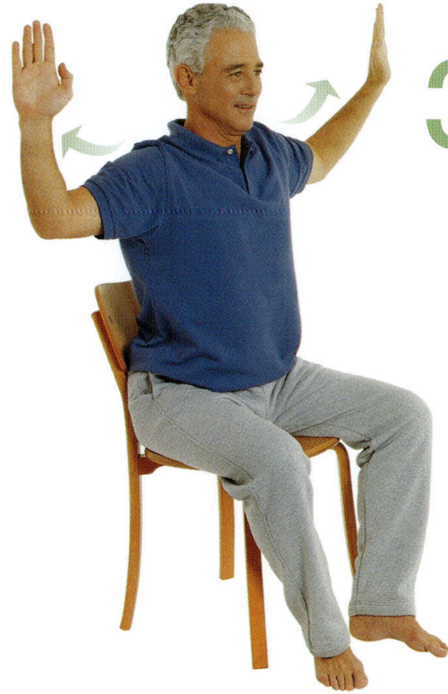

3 Nun öffnen Sie die Arme weit und schieben die Schulterblätter zusammen. (Die Ellbogen bleiben dabei auf Schulterhöhe.) **Bleiben Sie in dieser Position, und zählen Sie bis 10. Dann wiederholen Sie die ganze Übung 5mal.** Zum Schluß halten Sie die Arme wie ein Tor geöffnet und atmen tief ein. **Zählen Sie wieder bis 10,** und entspannen Sie sich dann.

EINFACHE VARIANTE

Der Bewegungsablauf ist der gleiche wie bei der Hauptübung; Sie beginnen jedoch mit den Ellbogen auf Taillenhöhe und heben sie bei jeder Wiederholung ein bißchen höher, bis sie sich schließlich auf Kopfhöhe befinden. Machen Sie die Übung insgesamt 5mal.

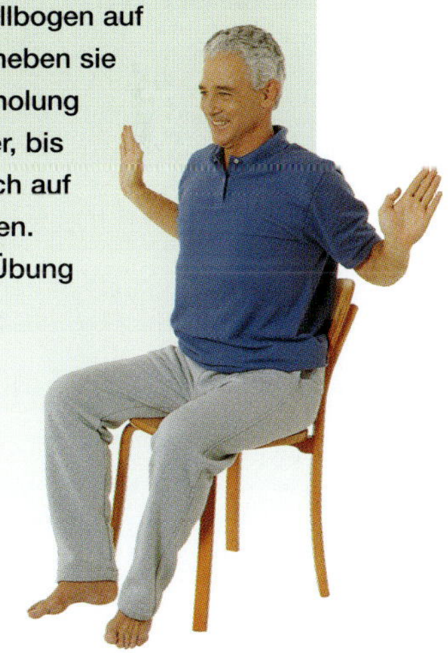

Unterarmspirale

Durch Bewegungsmangel und falsche Haltung verlieren die Zwischenwirbelgelenke und deren Bänder leicht ihre Elastizität. Wenn das im oberen Rückenbereich passiert, kann es die Atmung behindern. Die Unterarmspirale hilft, diese Gelenke zu lockern und Ihren Rücken beweglich zu halten.

ZWECK DER ÜBUNG

Die Gelenke zwischen Rippen und Brustwirbeln zu dehnen und deren Bänder zu lockern, um Beweglichkeit und Atmung zu verbessern.

Ist diese Übung gut für mich?

Die Übung eignet sich für alle Rückentypen, vor allem für Menschen mit Fehlstellungen wie beispielsweise Skoliose (siehe auch Seite 84–85) oder übermäßig flachem, geradem Rücken.

Die Brustwirbel sind im Gegensatz zu allen anderen Wirbeln durch Rippenwirbelgelenke mit den Rippen verbunden. Diese Übung dehnt die Rippenwirbelgelenke und deren Bänder, damit der Brustkorb beweglich bleibt und sich beim Einatmen richtig ausdehnen kann. Alltagsaktivitäten wie Treppensteigen oder das Ausstrecken nach einem Gegenstand auf einem Regal werden Ihnen dadurch leichter fallen.

Die Unterarmspirale ist eine sehr wichtige Übung, denn Verspannungen im oberen Rückenbereich können die Rippen bei ihren Atembewegungen behindern. Das heißt, die Verspannungen schränken nicht nur Ihre Beweglichkeit ein, sondern erschweren auch die Atmung. Wenn Sie diese Übung regelmäßig machen, können Sie solchen Problemen vorbeugen und Ihre Brustwirbelsäule fit und funktionstüchtig erhalten.

FÜR FORTGESCHRITTENE

Lösen Sie Ihre Hände während der letzten Wiederholung der Übung. (Die Ellbogen bleiben aber übereinandergelegt.) Schlingen Sie die Arme um die Schulterblätter, als wollten Sie sich selbst umarmen. Bleiben Sie in dieser Position, und zählen Sie bis 10. Dann entspannen Sie sich und wiederholen die Übung noch 4mal. Schlingen Sie die Arme dabei wenn möglich immer weiter um Ihre Schulterblätter.

Wenn Sie die Variante für Fortgeschrittene auf einem Stuhl machen, versuchen Sie, mit Ihren Händen statt der Schulterblätter die Stuhllehne zu erreichen.

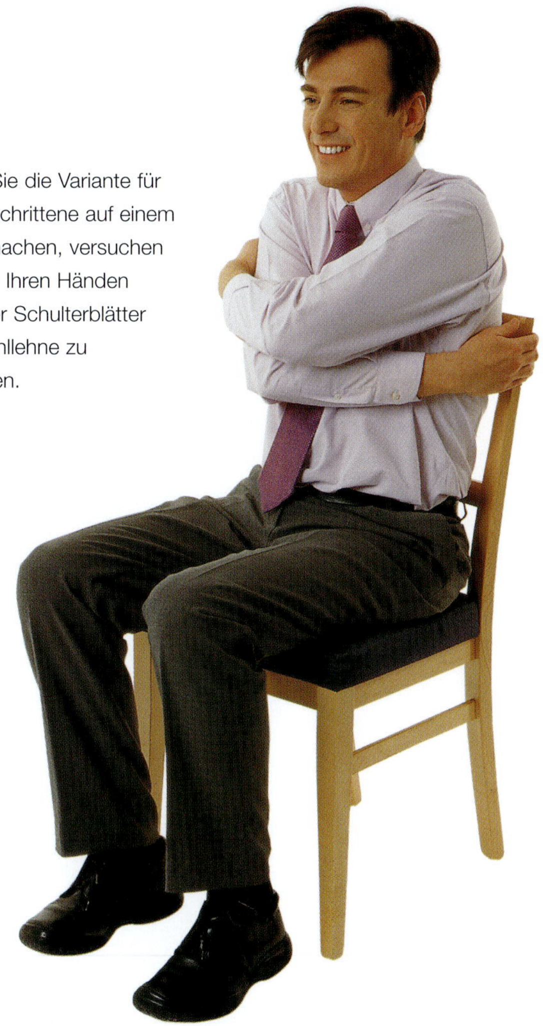

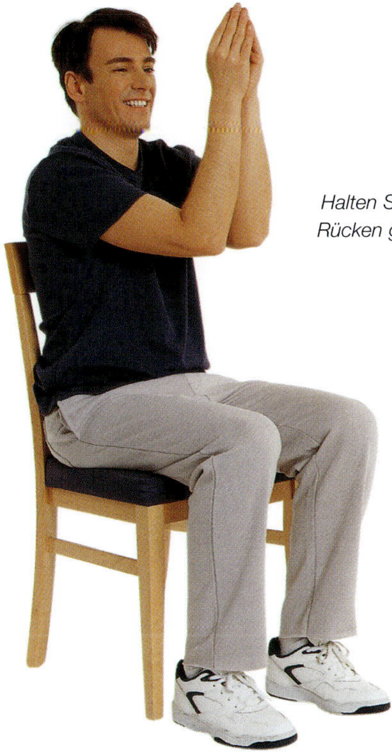

Halten Sie den Rücken gerade

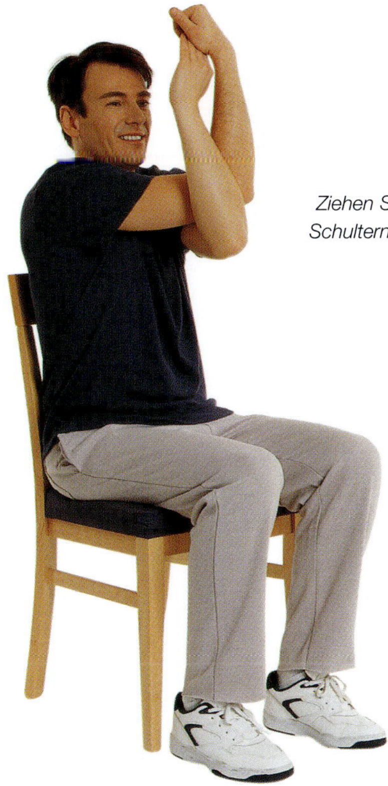

Ziehen Sie die Schultern nicht hoch

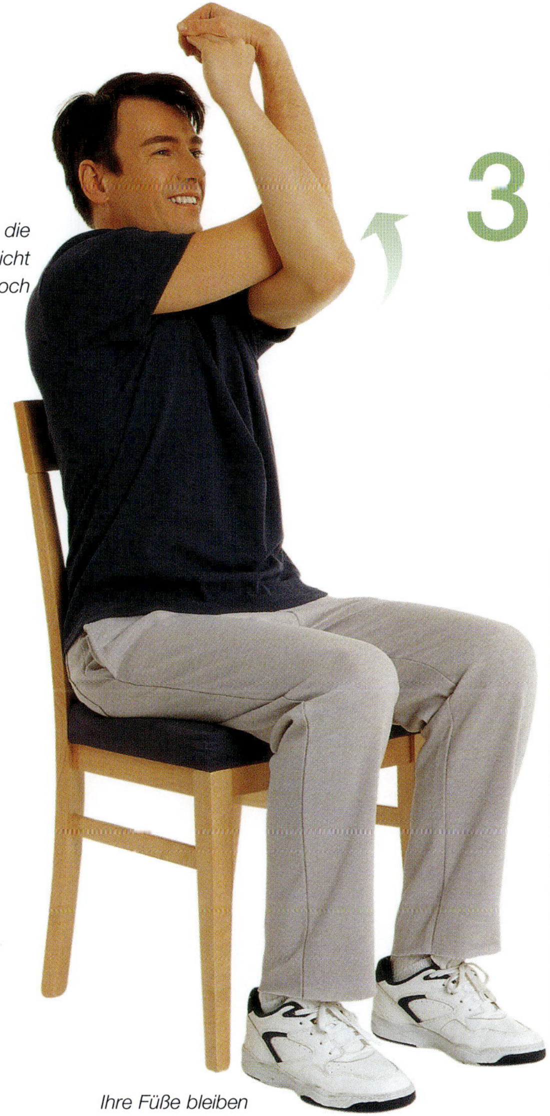

Ihre Füße bleiben flach auf dem Boden

3 Entspannen Sie Ihre Schultern, und drücken Sie die Arme so weit wie möglich nach oben. **Bleiben Sie in dieser Position, und zählen Sie bis 10. 5mal wiederholen. Anschließend wiederholen Sie die Übung,** wobei der andere Ellbogen oben zu liegen kommen soll.

1 Setzen Sie sich auf einen Stuhl, die Arme nach vorn gestreckt. Ihr Rücken befindet sich dabei in neutraler Position. Nun beugen Sie die Ellbogen so, daß Ihre Unterarme einen rechten Winkel zu den Oberarmen bilden und Unterarme und Handflächen einander berühren.

2 Legen Sie den einen Ellbogen über den andern, und verdrehen Sie Ihre Unterarme ein wenig, so daß Sie mit der oberen Hand die Finger der unteren Hand umfassen können (siehe Abb.).

EINFACHE VARIANTE

Wenn Sie Ihre Arme nicht weit genug verdrehen können, strecken Sie statt dessen beide Arme in Schulterhöhe gerade aus. Verschränken Sie die Finger ineinander, und schieben Sie dann Ihre Hände so weit wie möglich nach vorn. Mit Handgelenksgewichten ist diese Übung noch wirksamer.

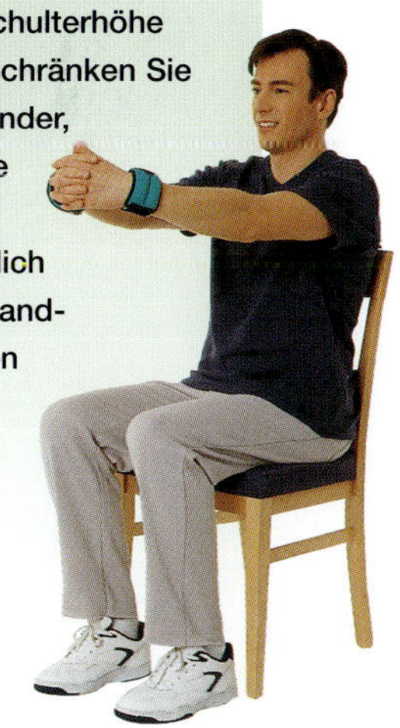

Seitwärtsneigung

Wenn Sie eine Muskelgruppe zu lange anspannen, werden deren Gegenspieler überdehnt und geschwächt. Dadurch kann sich die Wirbelsäule seitlich verbiegen oder in ihren natürlichen Krümmungen verformen, so daß die Wirbel zusammengedrückt werden und die Bandscheiben sich schneller abnutzen. Mit der Neigung nach beiden Seiten können Sie einem solchen Ungleichgewicht entgegenwirken und die dadurch entstehenden Schmerzen vermeiden.

ZWECK DER ÜBUNG

Durch Dehnung der Muskeln und Bänder von Rücken und Brustkorb Ihre Wirbelsäule beweglicher zu machen, Abnutzungserscheinungen vorzubeugen und gleichzeitig die Wirbel auch seitlich zu dehnen.

Ist diese Übung gut für mich?

Die Übung eignet sich für alle Rückentypen, vor allem für Menschen mit seitlicher Verbiegung der Wirbelsäule (Skoliose) und Flachrücken.

VORSICHT

Beugen Sie sich bei dieser Übung nur zur Seite. Jede gleichzeitige Vorwärts-, Rückwärts- oder Drehbewegung könnte einen ungleichmäßigen Druck auf die Bandscheiben ausüben.

Diese Übung dehnt die Muskeln von Rücken und Brustkorb und reduziert dadurch den Druck auf Ihre Wirbelsäule. Gleichzeitig wird abwechselnd die rechte und die linke Seite der Wirbelsäule gedehnt, so daß die Muskeln im Gleichgewicht bleiben und die Bandscheiben Flüssigkeit aufnehmen können. So beugen Sie einer übermäßigen Abnutzung Ihrer Wirbelsäule vor und verzögern die Entstehung einer Arthrose.

Ein muskuläres Ungleichgewicht kann durch schlechte Angewohnheiten entstehen. Wenn Sie beispielsweise regelmäßig eine schwere Tasche über der einen Schulter tragen, kann Ihre Wirbelsäule sich nach dieser Seite verbiegen; oder wenn Sie übermäßig gerade dastehen, können Ihre angespannten Muskeln die natürlichen Krümmungen Ihrer Wirbelsäule verformen. Wenn Sie die Seitwärtsneigung machen, um solchen Problemen abzuhelfen, sollten Sie immer zuerst die Seite dehnen, die am verspanntesten ist.

FÜR FORTGESCHRITTENE

Verschränken Sie die Finger ineinander, drehen Sie die Handflächen nach oben, und strecken Sie sie so weit wie möglich über Ihren Kopf, bevor Sie die Hauptübung wie unten beschrieben machen.

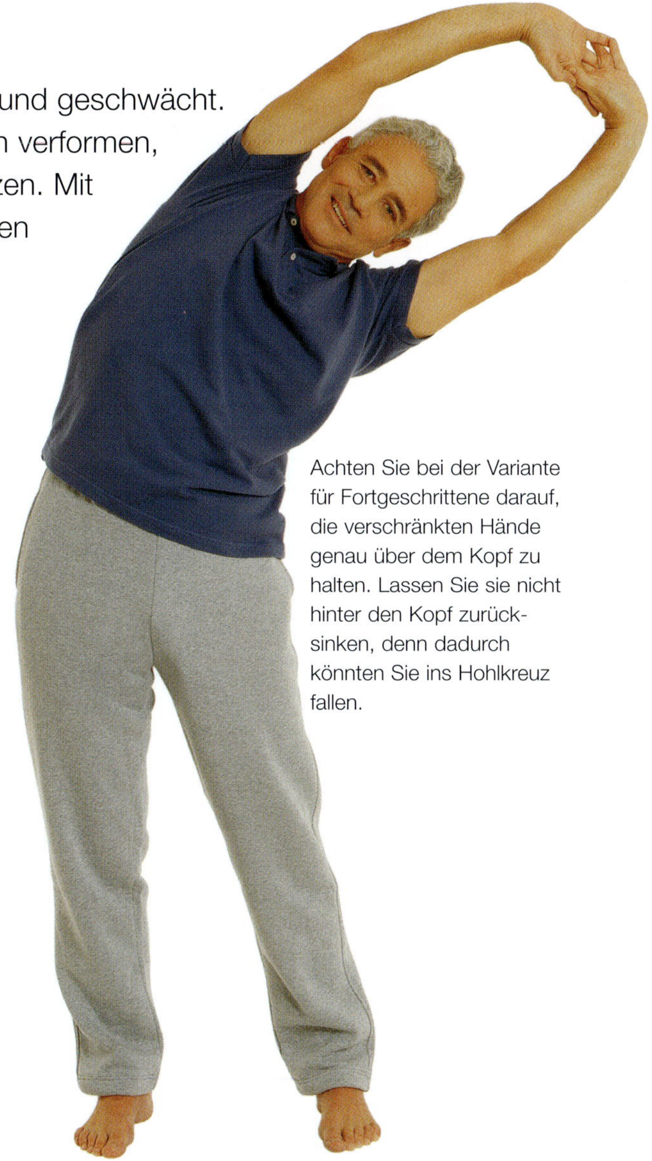

Achten Sie bei der Variante für Fortgeschrittene darauf, die verschränkten Hände genau über dem Kopf zu halten. Lassen Sie sie nicht hinter den Kopf zurücksinken, denn dadurch könnten Sie ins Hohlkreuz fallen.

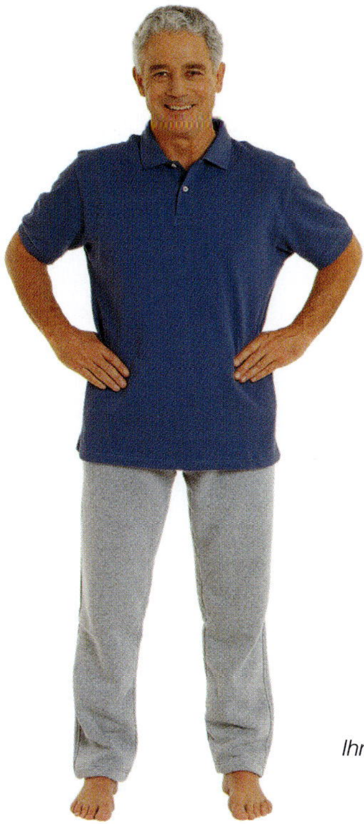

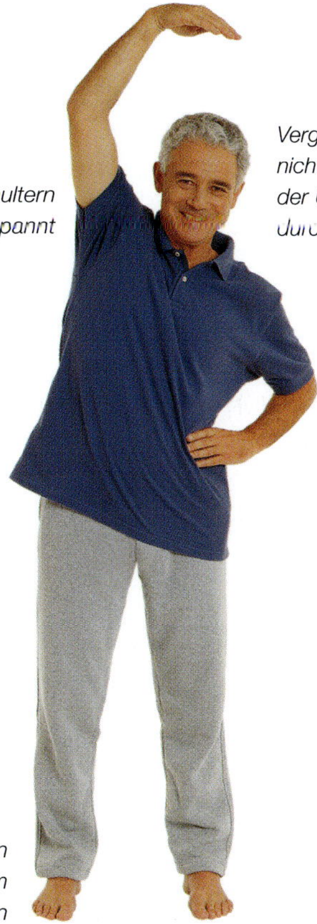

Beide Schultern sind entspannt

Vergessen Sie nicht, während der Übung tief durchzuatmen

Ihre Füße stehen flach auf dem Boden

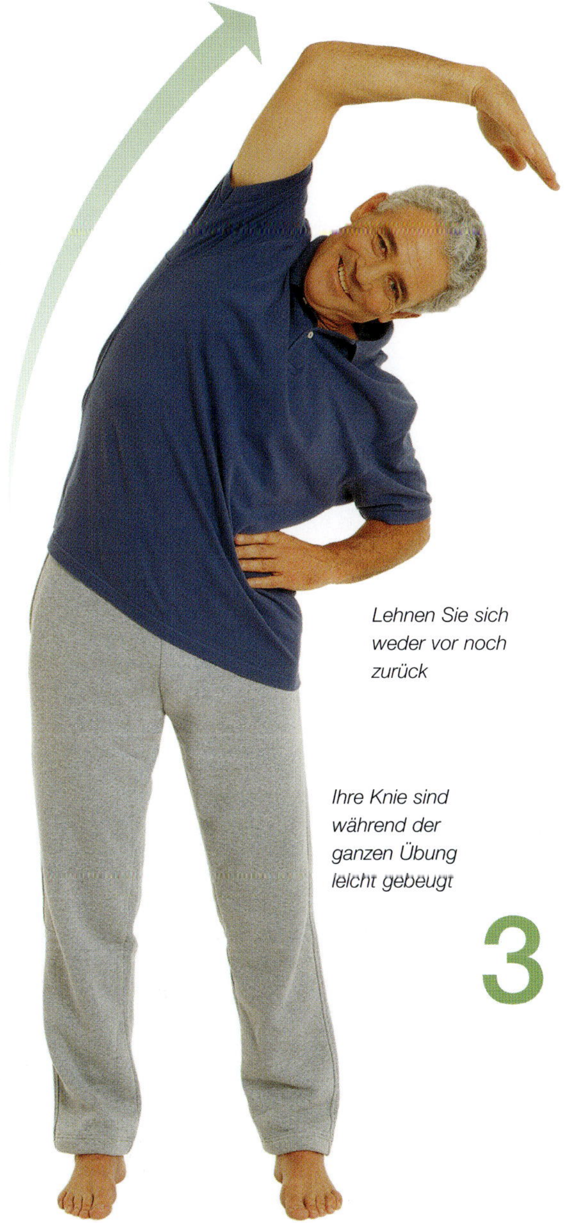

Lehnen Sie sich weder vor noch zurück

Ihre Knie sind während der ganzen Übung leicht gebeugt

EINFACHE VARIANTE

Lassen Sie Ihre untere Hand so weit wie möglich an der Seite Ihres Körpers hinuntergleiten, statt sie auf der Taille liegen zu lassen.

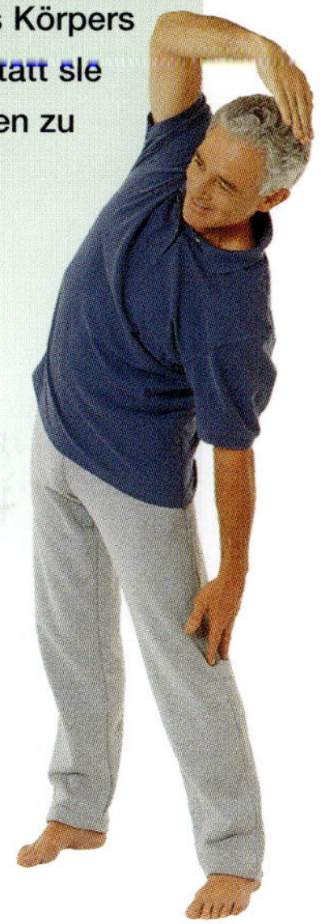

1 Stellen Sie sich gerade hin. Die Knie sind leicht gebeugt, Ihre Füße schulterbreit auseinander, die Hände liegen locker in der Taille. Schauen Sie nach vorn, und halten Sie den Kopf ruhig. Ihr Gewicht ist gleichmäßig auf beide Füße verteilt.

2 Strecken Sie eine Hand über den Kopf, und beugen Sie sich dabei leicht zur Seite. Neigen Sie den Kopf in die gleiche Richtung. **Zählen Sie in dieser Position bis 10.**

3 Nun neigen Sie sich aus der Taille heraus noch weiter zur Seite. **Anschließend machen Sie die gleiche Bewegung in die andere Richtung. Wiederholen Sie die Übung 5mal.**

Brustmuskeldehnung

Die Schultern einsinken zu lassen ist eine Angewohnheit, die mit der Zeit selbstverständlich werden kann. Probieren Sie dieser Versuchung zu widerstehen, und bemühen Sie sich ständig um eine bessere Haltung. Das senkt nicht nur das Risiko von Rückenproblemen, sondern erhöht auch Ihr Wohlbefinden. Die Brustmuskeldehnung hilft Ihnen dabei.

ZWECK DER ÜBUNG

Den Brustkorb zu dehnen, die Gelenke zwischen Rippen und Brustbein zu mobilisieren und den negativen Auswirkungen einer krummen Haltung entgegenzuwirken.

Ist diese Übung gut für mich?

Die Übung eignet sich für alle Rückentypen, vor allem für Menschen mit gebeugten Schultern und sitzender Lebensweise.

Diese Übung wirkt den schädlichen Auswirkungen gebeugter Schultern entgegen: Sie dehnt den Brustkorb, mobilisiert die Rippengelenke am Brustbein und stärkt die großen Rückenmuskeln. Dadurch verbessert sich die Haltung und damit gleichzeitig oft auch das Selbstbewußtsein. Ihr Rücken wird kräftiger und gesünder.

Bei gekrümmten Schultern ist der Schwerpunkt des Körpers nach vorn verlagert. Dadurch wird die Haltemuskulatur des Rückens überdehnt und die natürliche Ausrichtung der Wirbelsäulengelenke gestört. Um diese Fehlhaltung auszugleichen, verspannen sich die Brustmuskeln. Wenn Sie diese Übung regelmäßig machen, können Sie verhindern, daß Ihr Rücken sich an diese schlechte Haltung gewöhnt.

FÜR FORTGESCHRITTENE

Strecken Sie die Arme ungefähr auf Brusthöhe hinter sich, und halten Sie sich mit den Händen an einem Türrahmen fest. Dann strecken Sie Ihre Arme und lehnen sich vorwärts, so daß Ihr Körpergewicht die Dehnung im oberen Brustbereich verstärkt. Die Ellbogen bleiben dabei leicht gebeugt.

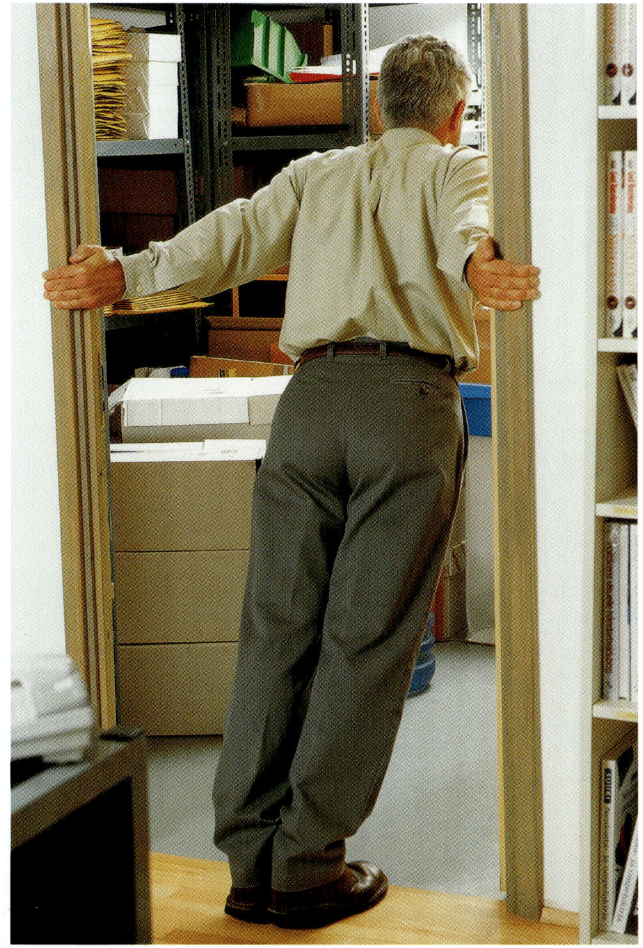

Die Variante für Fortgeschrittene können Sie überall üben, wo ein stabiler Türrahmen als Stütze zur Verfügung steht. Lehnen Sie sich nur so weit vor, wie Sie es als sicher und angenehm empfinden.

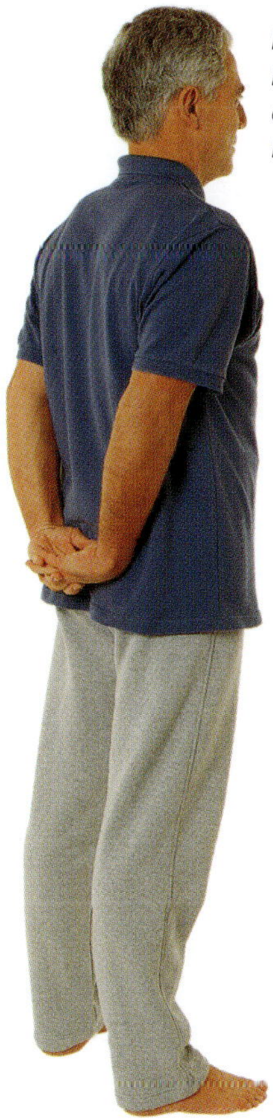

Halten Sie den Kopf in entspannter Position

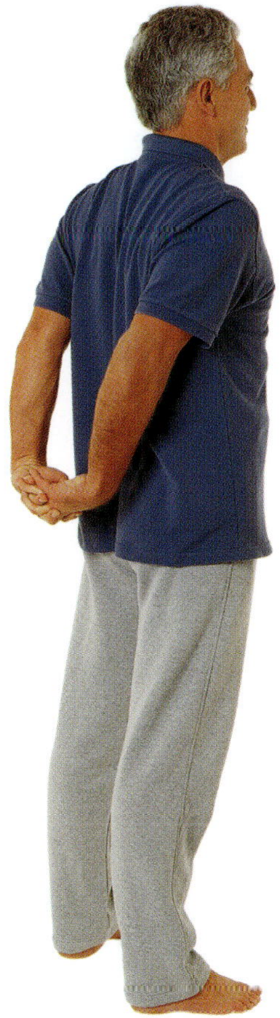

Achten Sie darauf, kein Hohlkreuz zu machen

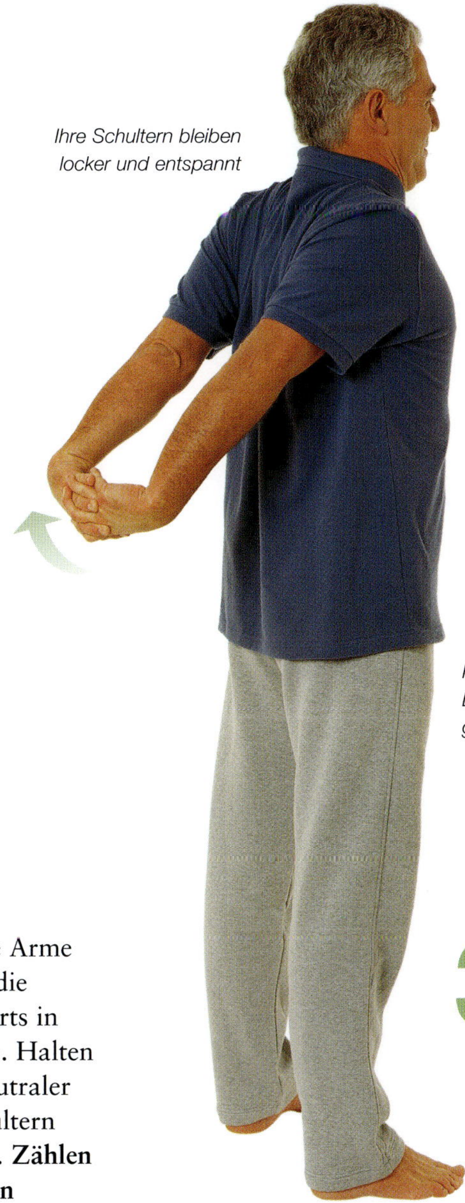

Ihre Schultern bleiben locker und entspannt

Halten Sie die Lendenwirbelsäule gerade

EINFACHE VARIANTE

Halten Sie ein Handtuch an beiden Enden waagerecht hinter dem Rücken, und heben Sie es langsam über Ihren Kopf. (Beugen Sie dabei einen Ellbogen.) Dann senken Sie das Tuch vor dem Bauch bis auf Taillenhöhe und führen es über Ihren Kopf wieder hinter den Rücken zurück. Zum Schluß der Übung befinden Ihre Hände sich hinter Ihrem Rücken.

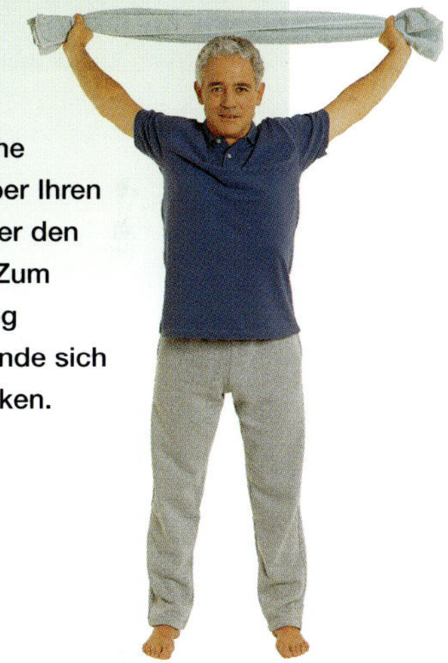

1 Stellen Sie sich aufrecht hin, die Füße hüftbreit auseinander, und verschränken Sie die Finger hinter dem Rücken; Ihre Handflächen zeigen dabei nach oben. Lehnen Sie sich nicht vorwärts, denn das würde den Dehnungseffekt reduzieren.

2 Nun strecken Sie Ihre Arme langsam und drehen die Ellbogen dabei einwärts in Richtung Wirbelsäule. Halten Sie den Rücken in neutraler Position und die Schultern locker und entspannt. **Zählen Sie in dieser gedehnten Position bis 10.**

3 Spannen Sie Ihre Bauchmuskeln an, um kein Hohlkreuz zu machen, und heben Sie die Arme hinter Ihrem Rücken so hoch wie möglich. **Zählen Sie bis 10;** dann senken Sie die Arme wieder und entspannen sich. **Wiederholen Sie diese Übung 5mal.**

Dehnung der Brustwirbelsäule

Wenn Sie Ihre Schultern nach vorne sinken lassen, werden die Wirbel an der Innenseite Ihres Rückgrats zusammengedrückt. Dadurch sind Wirbelsäule und Bandscheiben einem erhöhten Verschleiß ausgesetzt. Auch die Gelenke werden aufeinandergedrückt, was zu Schmerzen und Entzündungen führt. Mit der Brustwirbelsäulendehnung können Sie solchen Problemen entgegenwirken.

ZWECK DER ÜBUNG

Durch Dehnung der Innenseiten der Wirbel Ihre Haltung und Beweglichkeit zu verbessern und dabei auch die Brustwirbelsäule mit ihren Muskeln und Bändern zu dehnen.

Ist diese Übung gut für mich?

Die Übung eignet sich für alle Rückentypen, vor allem für Menschen mit gekrümmten Schultern. Wenn Sie Schulterprobleme (beispielsweise eine steife Schulter oder Arthrose) haben, sollten Sie lieber die einfache Variante machen.

VORSICHT

Falls Sie Knieprobleme haben, seien Sie mit der Variante für Fortgeschrittene vorsichtig, da sie die Knie belastet.

Diese Übung dehnt die Gelenke, Bänder und Muskeln an der Innenseite der Wirbelsäule. Gleichzeitig werden die Schultern dabei gestreckt. Dadurch wird es Ihnen leichter fallen, alltägliche Bewegungen wie Bücken und Drehen auszuführen – zum Beispiel, wenn Sie Einkaufstüten aus dem Kofferraum heben oder Unkraut jäten müssen.

Es ist nicht einfach, die Brustwirbelsäulendehnung richtig auszuführen; man macht dabei leicht den Fehler, die Muskeln zwischen Armen und Schulterblättern anzuspannen. Wenn Sie das Ziehen hauptsächlich in den Schultern spüren, sollten Sie bewußt versuchen, Ihren Oberkörper zu entspannen. Falls Sie die Übung trotzdem als unangenehm empfinden, versuchen Sie es erst mit der einfachen Variante.

FÜR FORTGESCHRITTENE

Stellen Sie sich so hin, daß Ihr Rücken ungefähr eine Unterarmlänge von der Wand entfernt ist. Drehen Sie Körper und Arme langsam nach einer Seite hin, bis Sie Ihre Hände flach an die Wand legen können. Zählen Sie in dieser gedehnten Position bis 30; dann wiederholen Sie die Dehnung in die andere Richtung.

Sie können die Variante für Fortgeschrittene jederzeit machen, wenn Sie einen Augenblick Zeit und eine freie Wandfläche zur Verfügung haben. Ihre Knie sollten dabei möglichst nach vorn zeigen.

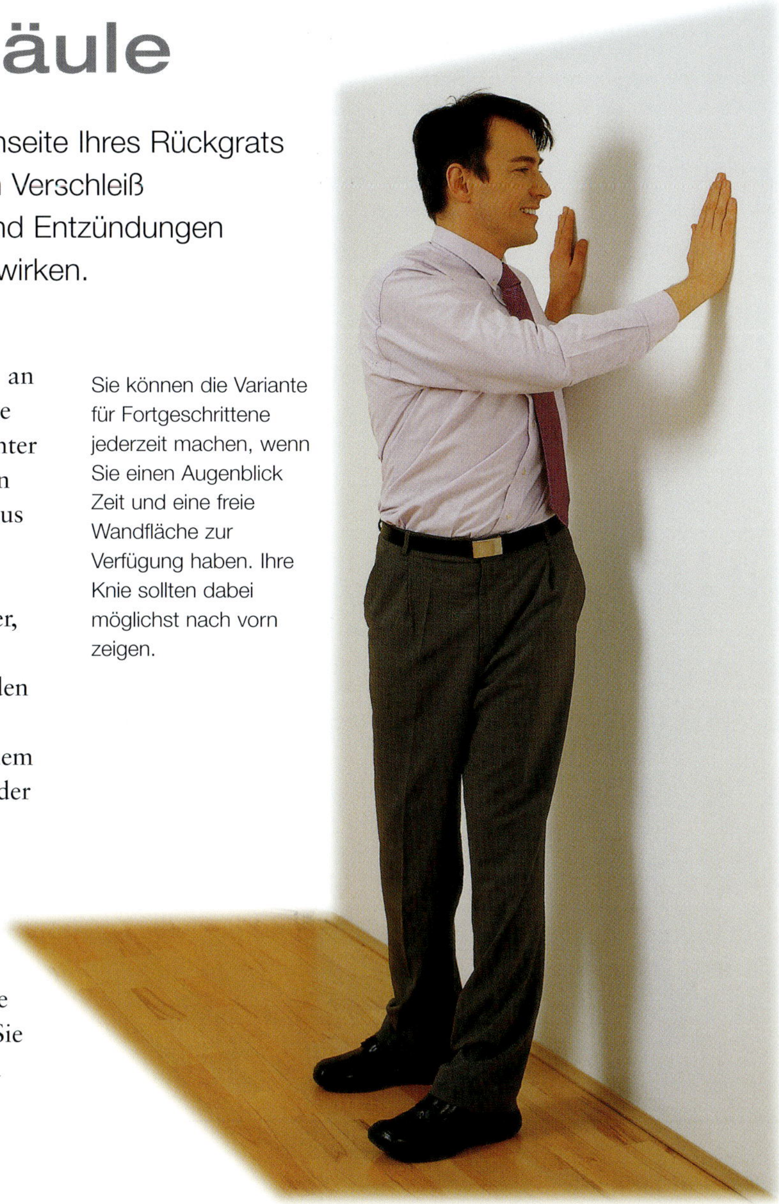

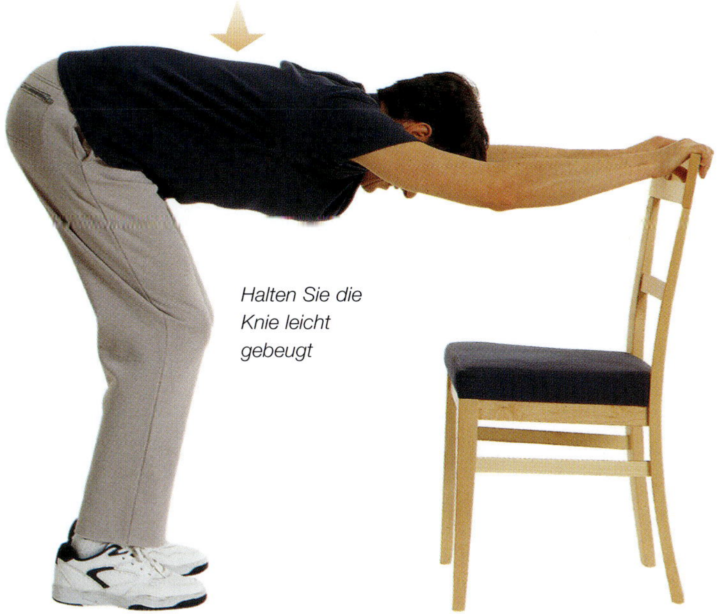

Halten Sie die Knie leicht gebeugt

1 Stellen Sie sich aufrecht hin, Hände und Füße sind schulterbreit auseinander, die Knie leicht gebeugt. Neigen Sie sich vor, und stützen Sie sich auf einen stabilen Gegenstand, zum Beispiel einen Tisch oder eine Stuhllehne. Lassen Sie Ihren Rücken nach unten durchsinken, so weit es für Sie angenehm ist. Dabei streckt sich Ihr Gesäß automatisch nach hinten. Entspannen Sie sich in dieser Position und **zählen Sie bis 30.**

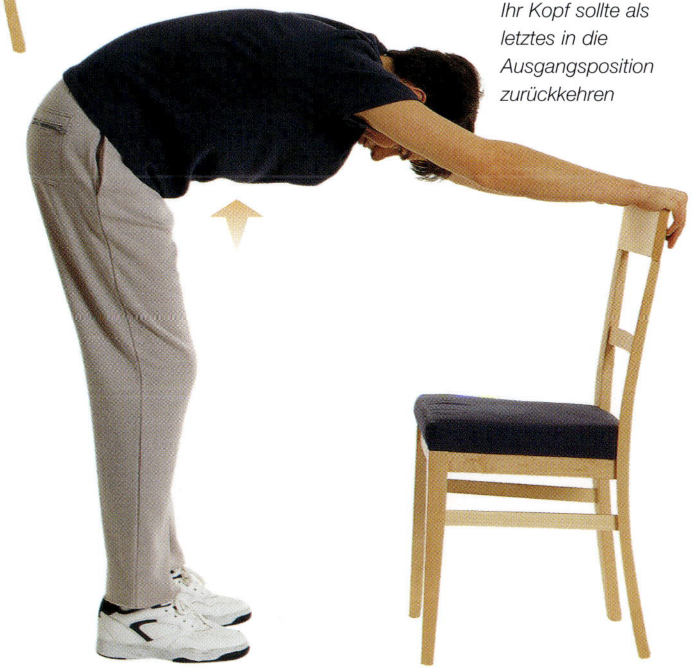

Ihr Kopf sollte als letztes in die Ausgangsposition zurückkehren

2 Kehren Sie allmählich wieder in die Standposition zurück, indem Sie Ihre Knie zunächst stärker beugen und den Rücken krümmen, während Sie hochkommen. Sie können die Höhe der Stütze (und damit auch Ihrer Hände) variieren und auf diese Weise die Dehnung in verschiedenen Bereichen Ihres Rückens spüren. **Wiederholen Sie diese Übung 3mal.**

EINFACHE VARIANTE

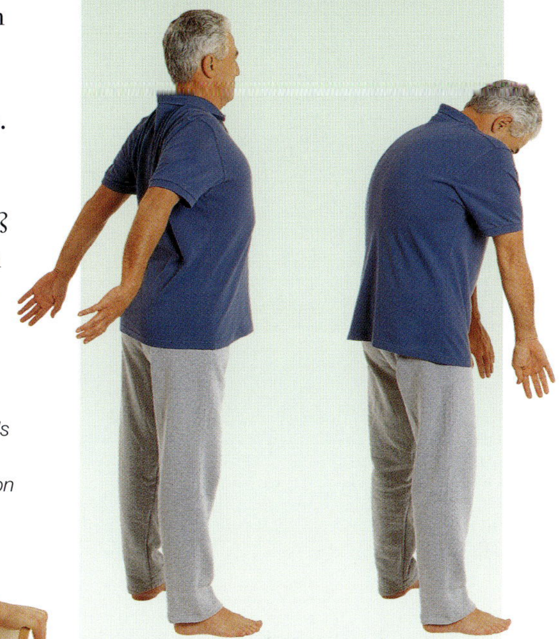

Stellen Sie sich gerade hin; Ihre Füße sind hüftbreit auseinander, der Rücken in neutraler Position. Nun machen Sie ein Hohlkreuz, indem Sie Schultern und Gesäß möglichst weit nach hinten strecken. Zählen Sie in dieser Position bis 10. Dann bringen Sie Ihren Rücken in eine neutrale Position zurück. Wiederholen Sie diese Bewegung 5mal, und dehnen Sie Ihren Rücken dann in umgekehrter Richtung, indem Sie ihn so stark krümmen, wie Sie können. Zählen Sie dabei wieder bis 10. 5mal wiederholen.

Pflug im Sitzen

Wenn Ihr oberer Rückenbereich zu flach und zu gerade ist, stehen die Rippen nicht im richtigen Winkel zu den Wirbeln. Das belastet die Gelenke, kann außerdem Ihre Atmung behindern und stechende Schmerzen um die Brustwand und unter den Schulterblättern verursachen. Mit dem Pflug im Sitzen können Sie solchen Beschwerden vorbeugen.

ZWECK DER ÜBUNG

Die Wirbel und Rippen des oberen Rückenbereichs und gleichzeitig die Zwischenwirbelbänder und die beiden Bänder seitlich an der Wirbelsäule zu dehnen, was dazu beiträgt, die natürliche Krümmung der oberen Wirbelsäule aufrechtzuerhalten oder wiederherzustellen.

Ist diese Übung gut für mich?

Die Übung eignet sich für alle Rückentypen.

VORSICHT

Menschen mit Nackenproblemen oder im Alter über 60 Jahren sollten einen Arzt um Rat fragen, ehe sie diese Übung ausprobieren. Denn wenn die hirnversorgenden Arterien durch eine Arthrose oder Arterienentzündung eingeengt sind, besteht die Gefahr, daß der Blutstrom zum Gehirn während dieser Übung unterbrochen wird.

Diese Übung ist eine Abwandlung der Yoga-Übung »Der Pflug«, die wir hier als Variante für Fortgeschrittene vorstellen. Wir empfehlen jedoch, die Hauptübung im Sitzen durchzuführen, weil die meisten Menschen nur mit großer Übung eine richtige Yoga-Position einnehmen können. Achten Sie darauf, Ihren Nacken während der Übungsschritte nicht zu weit vorzustrecken.

FÜR FORTGESCHRITTENE

Legen Sie sich auf den Rücken, und ziehen Sie Ihre Knie zur Brust hin. Die Arme bleiben dabei auf dem Boden ausgestreckt. Nun strecken Sie die Beine, heben den Rücken von der Matte ab und bringen die Beine hinter dem Kopf so tief wie möglich zum Boden. Recken Sie die Zehen in Richtung Boden, und bleiben Sie in dieser Position, solange es für Sie angenehm ist. Dann rollen Sie Ihren Körper langsam auf den Boden ab und entspannen sich.

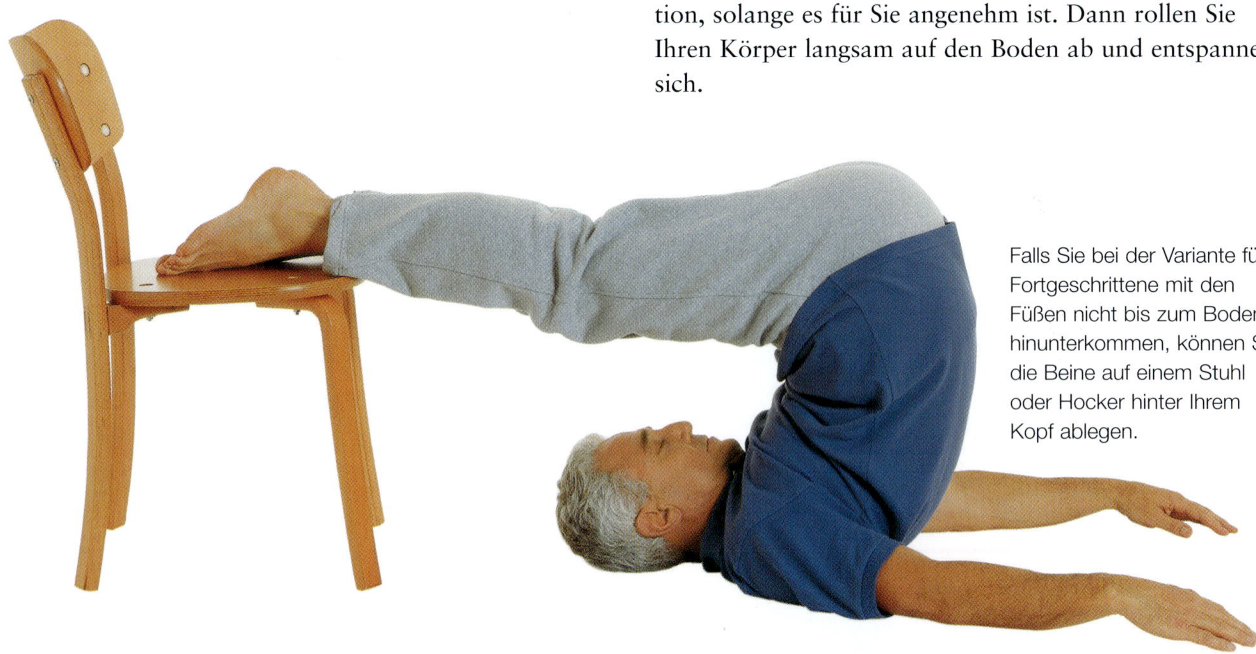

Falls Sie bei der Variante für Fortgeschrittene mit den Füßen nicht bis zum Boden hinunterkommen, können Sie die Beine auf einem Stuhl oder Hocker hinter Ihrem Kopf ablegen.

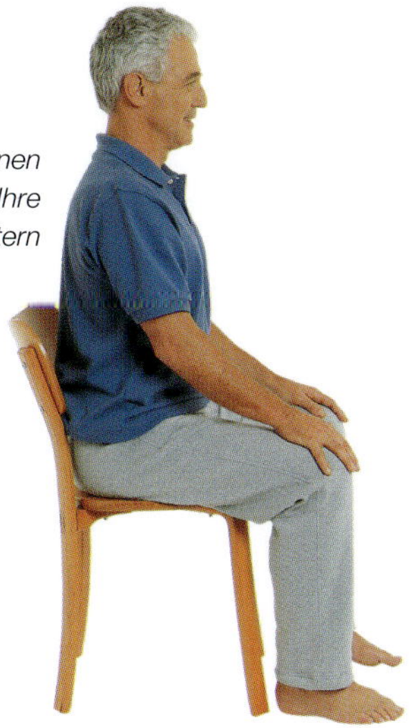

Entspannen Sie Ihre Schultern

1 Setzen Sie sich aufrecht auf einen Stuhl. Ihre Füße stehen flach auf dem Boden; der Rücken befindet sich in neutraler Position.

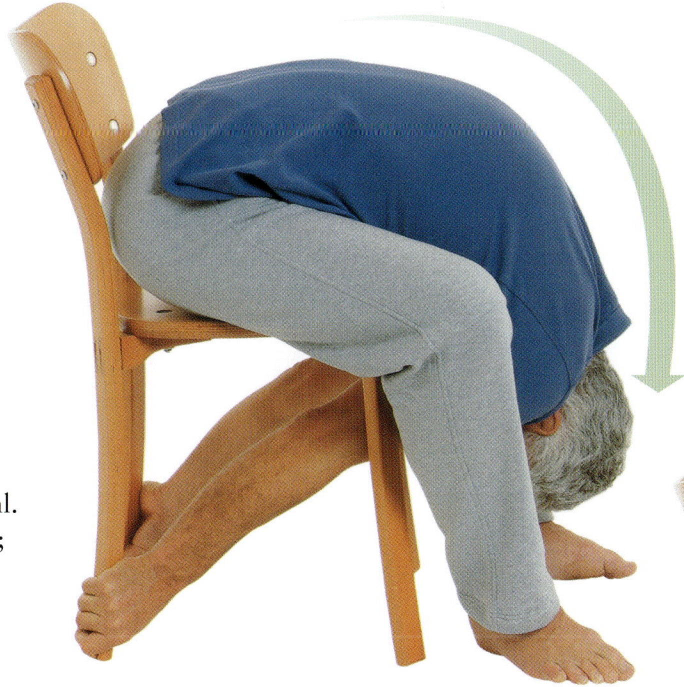

Die Füße bleiben flach auf dem Boden

2 Beugen Sie Ihren Körper langsam nach vorn, und greifen Sie zwischen Ihren Unterschenkeln hindurch nach den Hinterbeinen des Stuhls. Bleiben Sie in dieser Position, solange es für Sie angenehm ist.

Rollen Sie den Kopf so weit wie möglich ein

Krümmen Sie Ihren Rücken so stark wie möglich

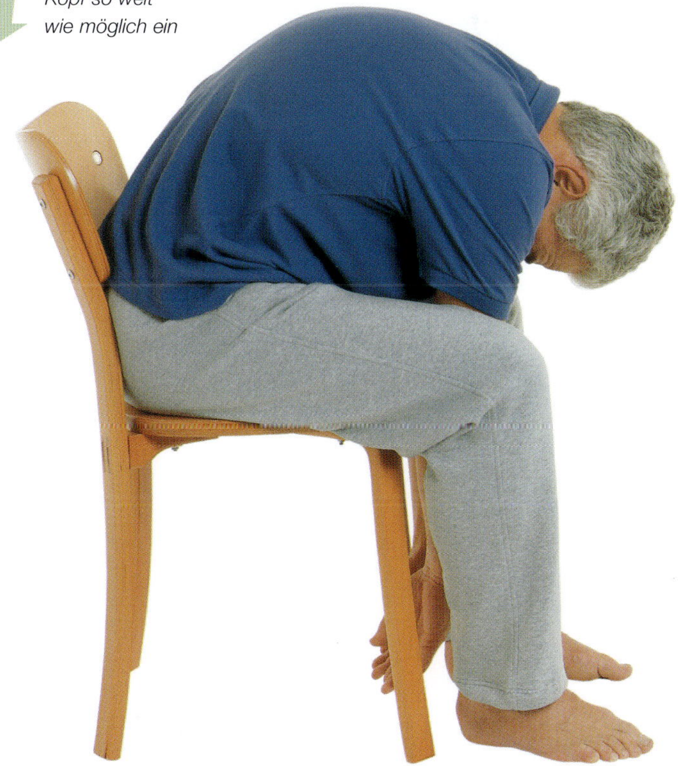

3 Nun rollen Sie sich langsam, Wirbel für Wirbel, mit gekrümmtem Rücken wieder nach oben und kehren in die ursprüngliche Sitzposition zurück.

EINFACHE VARIANTE

Beugen Sie sich nach vorn wie in der Hauptübung, aber strecken Sie die Arme nicht nach den Hinterbeinen des Stuhls aus, sondern umfassen Sie mit den Händen nur Ihre Fußknöchel. Bleiben Sie in dieser Position, solange es für Sie angenehm ist, und rollen Sie sich dann Wirbel für Wirbel nach oben.

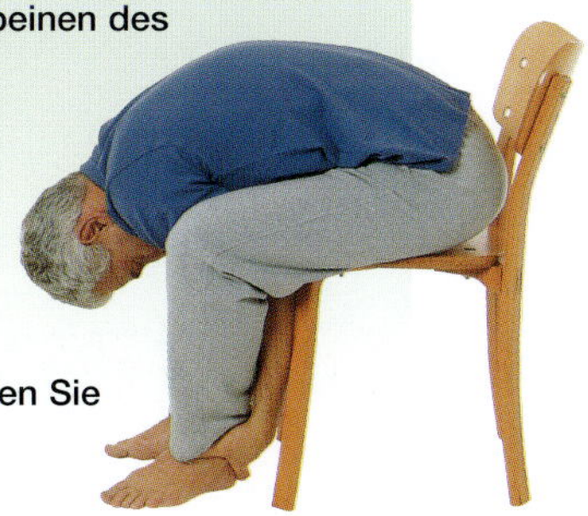

Rückenstreckung

Die Lendenwirbelsäulenmuskulatur verleiht Ihrem Rücken Kraft und Stabilität und macht ihn gleichzeitig beweglich. Wenn diese Muskeln zu schwach sind, schränkt Sie das in Ihrem täglichen Bewegungsspielraum stark ein. Die Rückenstreckung trägt dazu bei, die Muskulatur Ihrer Lendenwirbelsäule kräftig, beweglich und funktionstüchtig zu erhalten.

ZWECK DER ÜBUNG

Die Muskeln im Kreuz zu kräftigen, damit sie Ihrer Wirbelsäule mehr Halt geben, und die Wirbelsäule im Oberbauchbereich seitlich zu dehnen.

Ist diese Übung gut für mich?

Die Übung eignet sich für alle Rückentypen. Falls Ihre Rückenmuskulatur schwach und untrainiert ist, sollten Sie den Oberkörper nicht zu weit anheben, denn die Abwärtsbewegung muß mit voller Muskelkontrolle ausgeführt werden.

VORSICHT

Es ist wichtig, nach der Rückenstreckung (bzw. der Variante für Fortgeschrittene) gleich die Anschlußübung zu machen, um Druck und Verspannungen zu lösen, die sich bei der Übung vielleicht in Ihrer Lendenwirbelsäule aufgebaut haben.

Diese Übung trainiert sämtliche Muskelgruppen, die Rücken und Wirbelsäule stützen, mit Ausnahme der kleinen Muskeln, die für Drehbewegungen zuständig sind.

Es ist sehr wichtig, alle Bewegungen der Rückenstreckung mit hundertprozentiger Muskelkontrolle auszuführen, denn wenn Sie sich fallen lassen, besteht die Gefahr, daß kleine Muskeln überdehnt werden oder reißen und benachbarte Muskeln sich verkrampfen, um weitere Schädigungen zu verhindern. Machen Sie diese Übung also ganz langsam, um solchen Problemen vorzubeugen.

FÜR FORTGESCHRITTENE

Legen Sie sich auf dem Bauch auf eine stabile Oberfläche, und zwar so, daß Ihre Hüften an die Kante dieser Fläche zu liegen kommen (siehe Abb. rechts). Bitten Sie jemanden, Ihre Beine unten zu fixieren. Lassen Sie den Oberkörper zunächst senkrecht herabhängen; Ihre Hände sind dabei unter der Stirn gekreuzt. Dann spannen Sie Ihre Bauchmuskeln an und heben den Oberkörper. Der Rücken bleibt dabei gerade. (Heben Sie Ihren Oberkörper nicht zu hoch, damit Sie die anschließende Abwärtsbewegung noch mit voller Muskelkontrolle durchführen können.) Zählen Sie in dieser Position bis 3; dann lassen Sie den Oberkörper hinuntersinken. 5mal wiederholen.

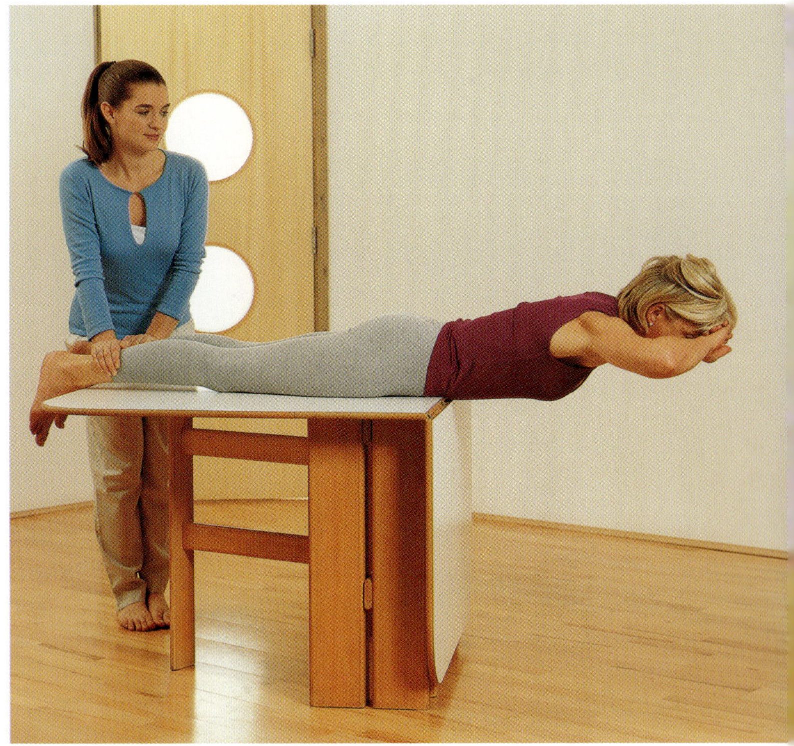

Die Variante für Fortgeschrittene ist schwierig, aber ein gutes Training für die Rückenmuskulatur: Beim Heben des Oberkörpers wird sie angespannt, beim langsamen Absenken wieder entspannt.

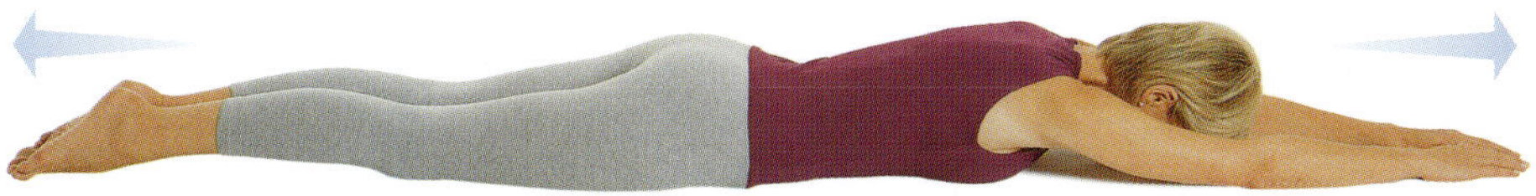

1 Legen Sie sich auf den Bauch, strecken Sie die Arme gerade nach vorn, und dehnen Sie Ihren Körper so weit wie möglich. **Bleiben Sie in dieser Position, und zählen Sie bis 10;** dann entspannen Sie sich. **3mal wiederholen.**

Verdrehen Sie das Bein beim Anheben nicht

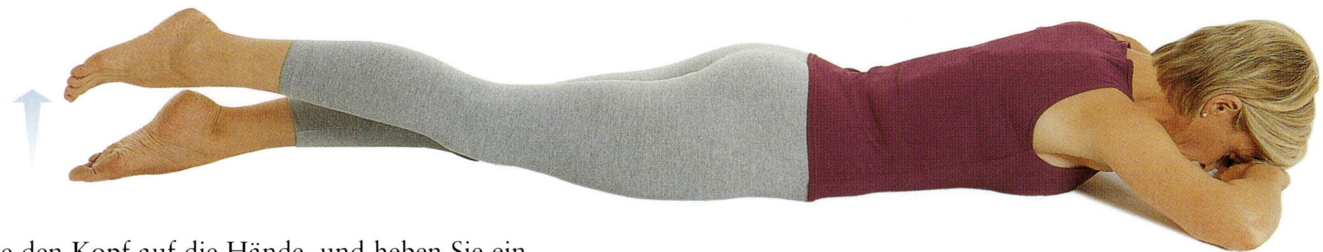

2 Legen Sie den Kopf auf die Hände, und heben Sie ein Bein langsam ein kleines Stück vom Boden ab; achten Sie darauf, es dabei nicht zu verdrehen. **Zählen Sie wieder bis 10;** dann senken Sie das Bein. **Machen Sie diese Übung 5mal, und wiederholen Sie sie dann mit dem anderen Bein.**

Halten Sie den Nacken in neutraler Position

Ihre Beine bleiben fest auf dem Boden

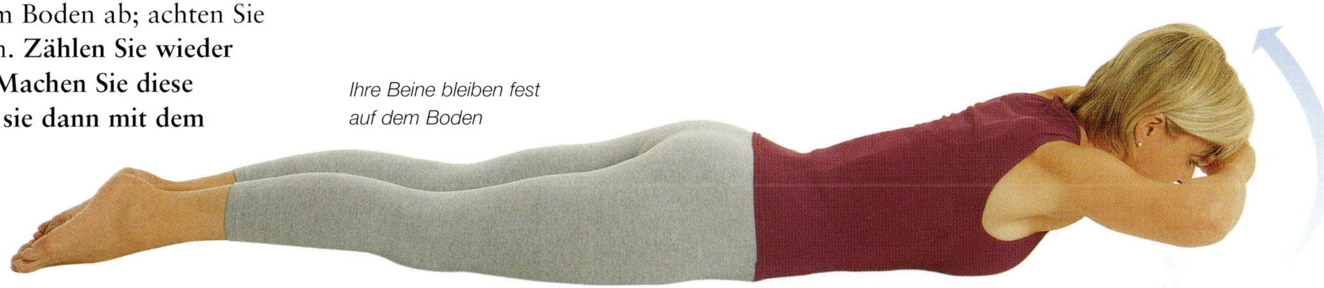

3 Entspannen Sie Ihre Beine. Heben Sie Rücken, Schultern, Arme und Kopf ein wenig vom Boden ab; achten Sie darauf, den Nacken dabei gerade zu halten. **Zählen Sie bis 3;** dann senken Sie Kopf und Oberkörper wieder. **Wiederholen Sie diese Übung 5mal.**

WICHTIGE ANSCHLUSSÜBUNG

Machen Sie nach der Rückenstreckung folgende Übung: Rollen Sie sich langsam auf den Rücken, und beugen Sie die Knie. Ihre Füße bleiben auf dem Boden, die Knie hüftbreit auseinander. Nun heben Sie ein Knie zur Brust (helfen Sie mit den Händen nach) und senken es wieder. Machen Sie das 3mal, und wiederholen Sie die Übung dann mit dem anderen Knie.

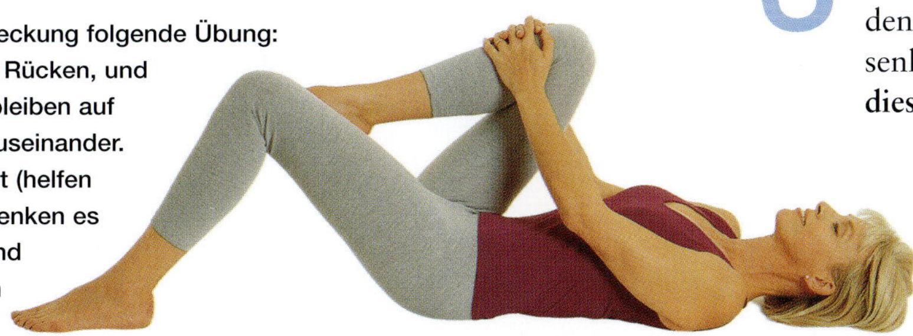

Training der schrägen Bauchmuskeln

Viele Menschen haben ziemlich schwache Bauchmuskeln, was problematisch ist, denn an den meisten Rückenbeschwerden ist eine zu schwache Bauchmuskulatur mitschuldig. Es gibt zwei wichtige Gruppen von Bauchmuskeln: die gerade und die schräge Muskulatur. Mit dieser Übung können Sie beide kräftigen.

ZWECK DER ÜBUNG

Die Bauchmuskeln zu trainieren und zu kräftigen, damit sie der Wirbelsäule mehr Halt geben und ein gutes Gegengewicht zur Rückenmuskulatur bilden.

Ist diese Übung gut für mich?

Die Übung eignet sich für alle Rückentypen, vor allem für Menschen mit schwacher Bauchmuskulatur oder Hohlkreuz.

VORSICHT

Es ist wichtig, den Nacken beim Heben und Senken des Kopfes nicht zu überanstrengen. Lassen Sie ihn nicht zu weit nach hinten zurückfallen, und drücken Sie ihn auch nicht zu fest zur Brust. Er sollte in einer neutralen Position bleiben.

Die Übung stärkt Ihre Bauchmuskeln, so daß sie ein funktionstüchtiges Gegengewicht zur Rückenmuskulatur bilden.

Die wichtigsten Bauchmuskeln beugen die Wirbelsäule vorwärts, und zwar mit Unterstützung zweier Gruppen schräger Bauchmuskeln: der inneren und der äußeren. Die inneren bewegen die Hüfte diagonal zur gegenüberliegenden Schulter hin; die äußeren bewegen die Schulter diagonal zur gegenüberliegenden Hüfte. Mit der Variante für Fortgeschrittene können Sie beide Muskelgruppen trainieren.

FÜR FORTGESCHRITTENE

Machen Sie die Hauptübung wie unten beschrieben, aber kommen Sie dem Arm dabei jeweils mit dem Knie entgegen.

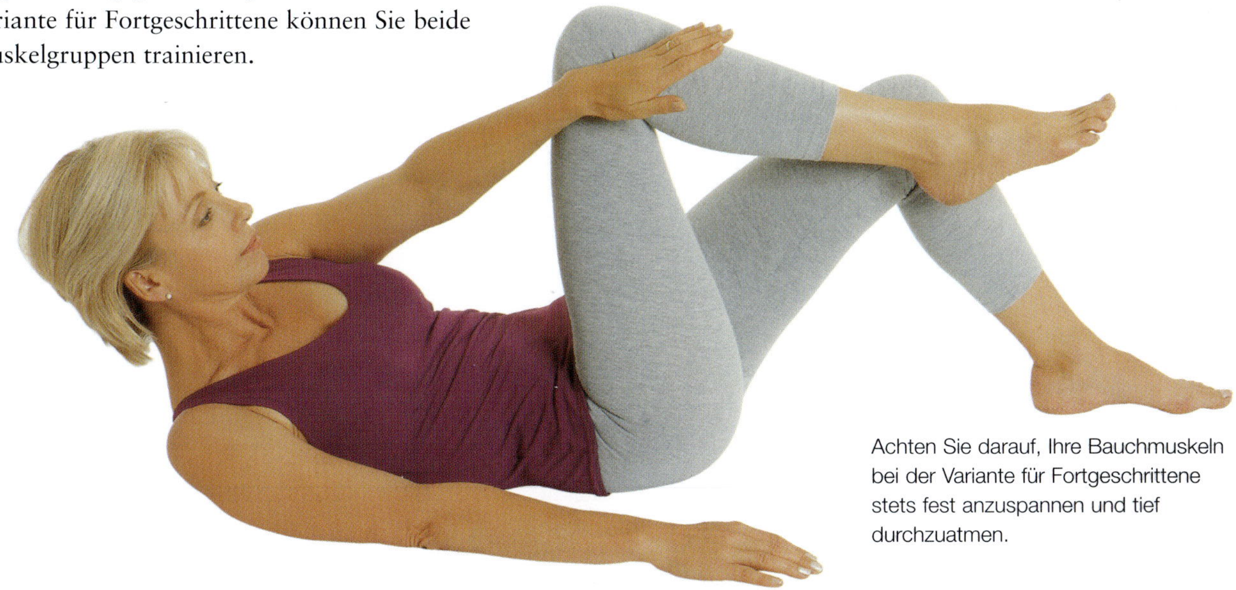

Achten Sie darauf, Ihre Bauchmuskeln bei der Variante für Fortgeschrittene stets fest anzuspannen und tief durchzuatmen.

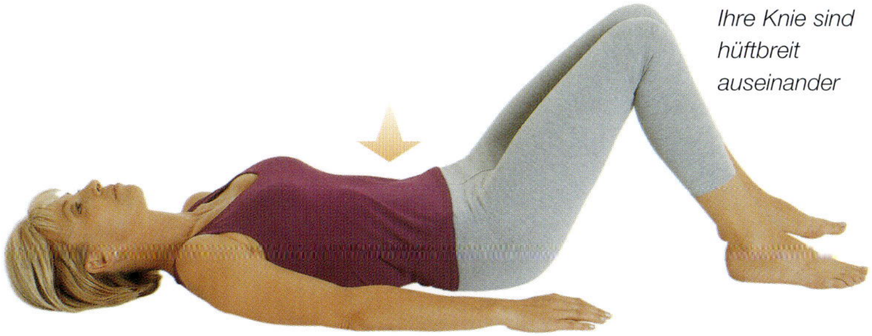

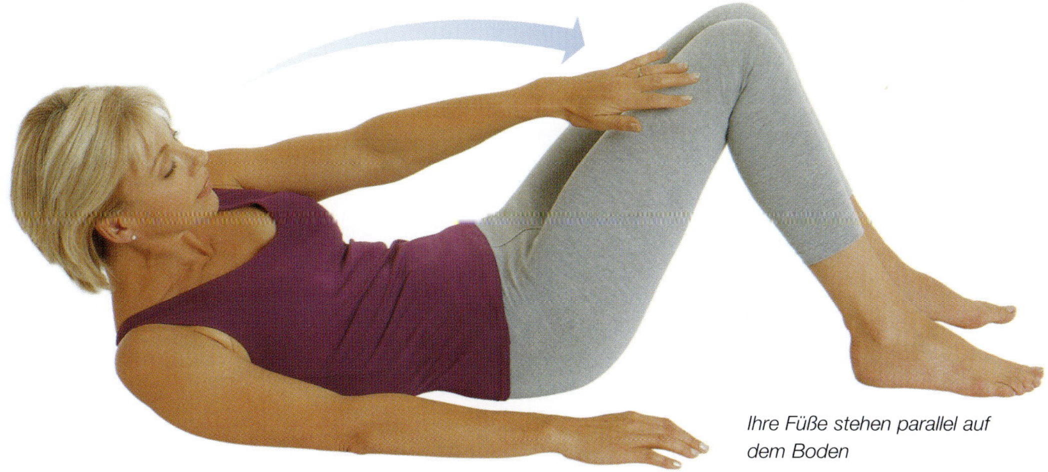

1 Legen Sie sich auf den Rücken. Ihre Knie sind gebeugt und hüftbreit auseinander; die Füße stehen flach auf dem Boden. Spannen Sie die Bauchmuskeln an, und drücken Sie Ihr Kreuz fest gegen die Matte.

2 Heben Sie eine Hand zum gegenüberliegenden Knie hin. Rollen Sie Ihren Rücken dabei in einer langsamen, fließenden Bewegung hoch, und heben Sie die Schulter von der Matte ab – anfangs nur ein kleines Stück weit, da diese Bewegung kontrolliert ausgeführt werden muß. **Zählen Sie in dieser Position bis 10;** dann lassen Sie Kopf und Schulter langsam auf die Matte zurücksinken. **5mal wiederholen.**

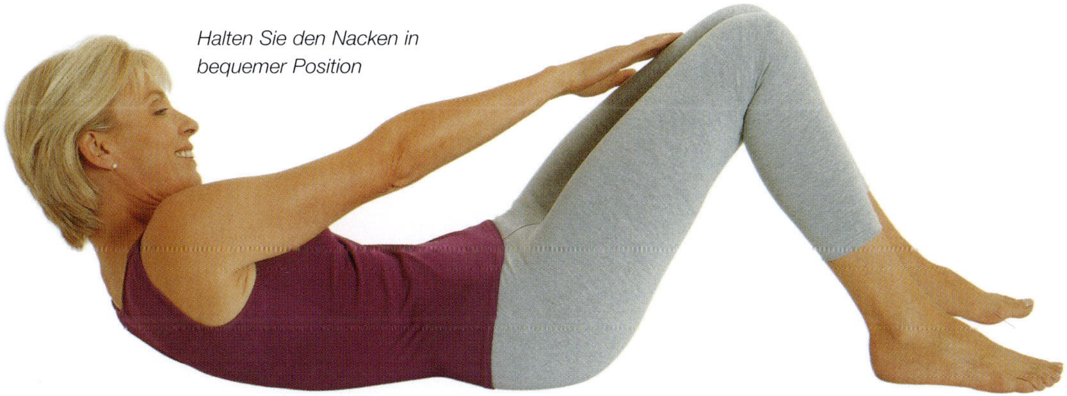

3 **Wiederholen Sie die gleiche Übung zur anderen Seite hin.** Vergessen Sie dabei das Atmen nicht! Versuchen Sie tief durchzuatmen – atmen Sie beim Heben Ihres Oberkörpers aus und beim Senken ein.

EINFACHE VARIANTE

Stellen Sie sich gerade hin (die Beine hüftbreit auseinander), und strecken Sie eine Hand zum gegenüberliegenden Fuß hinunter. Ihr Rücken bleibt dabei gerundet. Schwingen Sie den anderen Arm nach hinten. Zählen Sie in dieser Position bis 10; dann richten Sie sich langsam wieder auf. Machen Sie diese Übung 5mal, und wiederholen Sie sie dann zur anderen Seite hin.

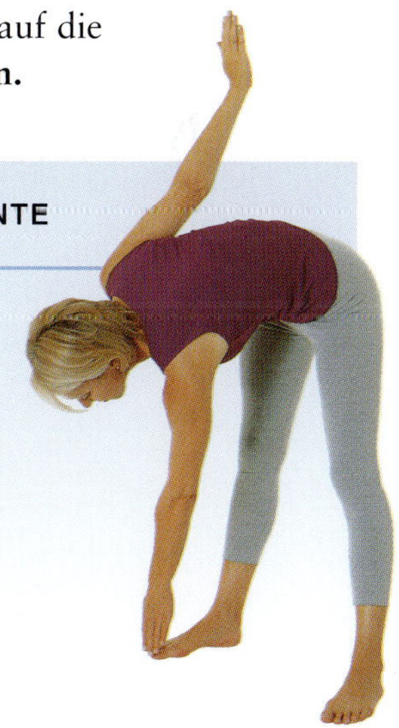

Beckenheben

Eine schwache Gesäßmuskulatur führt häufig zu schlechter Haltung, vor allem zu einem ausgeprägten Hohlkreuz und gebeugten Schultern. Durch das Beckenheben können Sie Ihre Gesäßmuskeln stärken und Ihre Haltung verbessern.

ZWECK DER ÜBUNG

Die Muskeln von Gesäß und Oberschenkeln zu kräftigen und dabei gleichzeitig zu lernen, die Wirbelsäule auf kontrollierte Weise zu entspannen und die »Schwachpunkte« Ihres Rückens zu entdecken.

Ist diese Übung gut für mich?

Die Übung eignet sich für alle Rückentypen, vor allem für Menschen mit Hohlkreuz.

Diese Übung kräftigt die Gesäßmuskulatur (Musculi glutei). Diese Muskeln sind sehr wichtig, denn sie stabilisieren Kreuz und Hüftgelenke und verhindern, daß Ihre Lendenwirbelsäule sich beim Gehen oder Laufen nach vorn krümmt.

Von den vielen kleinen Wirbeln der Wirbelsäule ist jeder zu kleinen, aber wichtigen Bewegungen fähig. Wenn Sie diese Bewegungen isoliert voneinander durchführen, während Sie Ihr Becken bei dieser Übung Wirbel für Wirbel auf den Boden absenken, werden Sie spüren, welche Bereiche Ihrer Lendenwirbelsäule steif und unbeweglich sind, schmerzen oder noch besonders trainiert werden müssen.

FÜR FORTGESCHRITTENE

Machen Sie die Hauptübung wie unten beschrieben, aber drehen Sie in Schritt 3 erst die eine und dann die andere Hüfte nach oben und nach vorn, ehe Sie Ihr Becken auf den Boden absenken. Dazu spannen Sie zuerst die Muskeln einer Gesäßhälfte, dann die Muskeln der anderen Gesäßhälfte kräftig an.

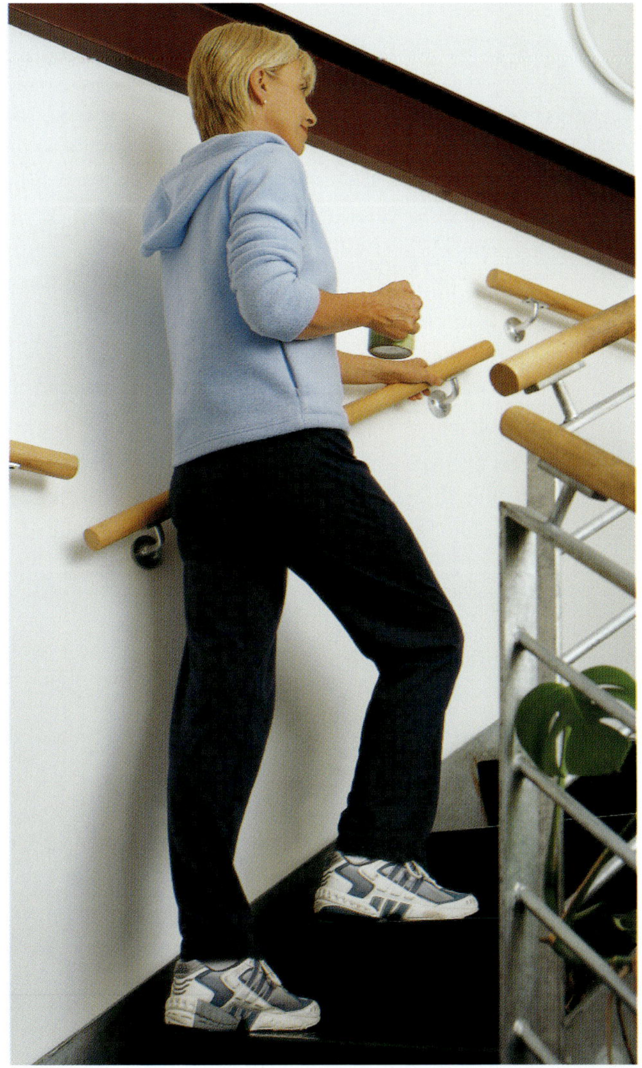

Halten Sie beim Treppensteigen die Lendenwirbelsäule möglichst gerade. So können Sie das »Beckenheben« in Ihr Alltagsleben integrieren und tagtäglich von dieser Übung profitieren.

Halten Sie den Kopf in neutraler Position

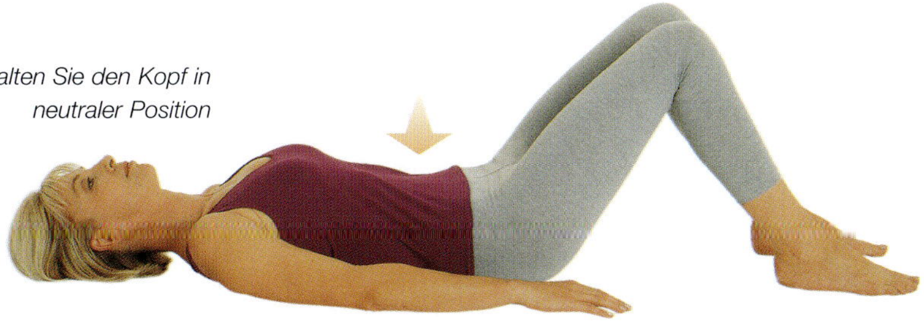

1 Legen Sie sich auf den Rücken; Ihre Knie sind gebeugt und hüftbreit auseinander, die Füße stehen flach auf dem Boden. Spannen Sie die Bauchmuskeln an, und drücken Sie Ihr Kreuz fest gegen die Matte.

Ihre Knie sind hüftbreit auseinander

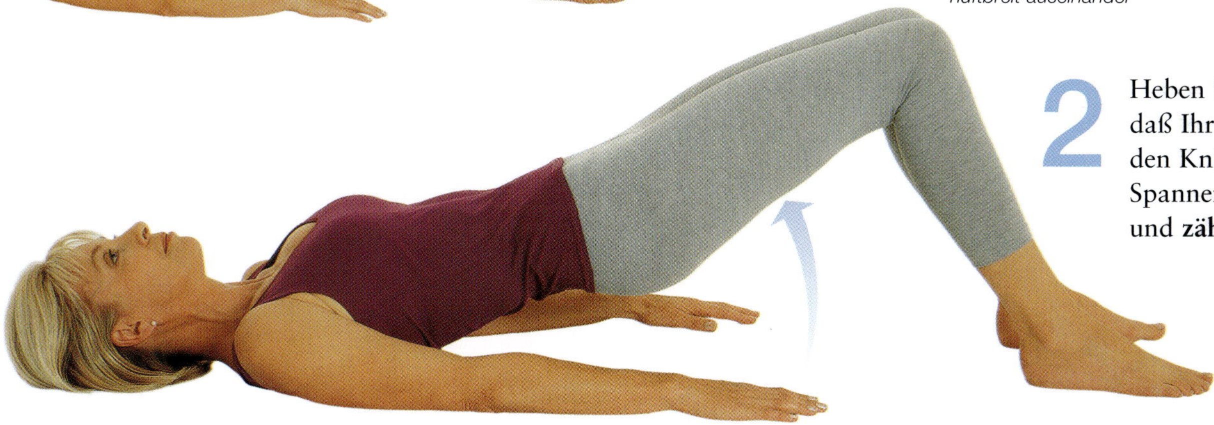

2 Heben Sie das Gesäß vom Boden ab, so daß Ihr Körper von den Schultern bis zu den Knien eine gerade Linie bildet. Spannen Sie Ihre Gesäßmuskeln fest an, und **zählen Sie bis 10.**

EINFACHE VARIANTE

Setzen Sie sich auf den Boden, und strecken Sie Arme und Beine nach vorn. Nun »gehen« Sie auf Ihrem Gesäß 6 Schritte nach vorn und 6 Schritte zurück. 3mal wiederholen. Achten Sie darauf, daß sich jeweils die gegenüberliegenden Arme und Beine gleichzeitig bewegen, wie beim normalen Gehen.

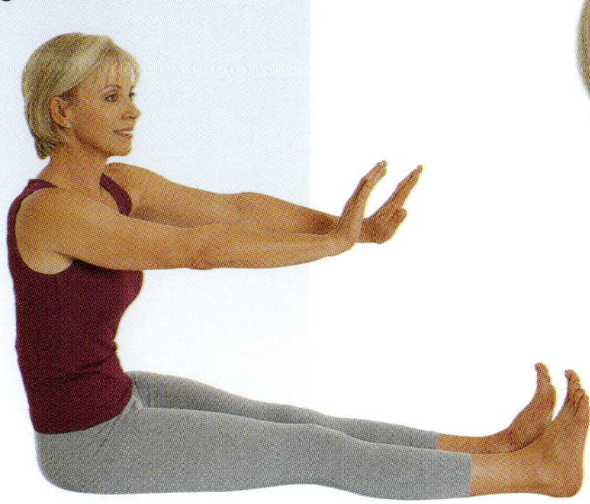

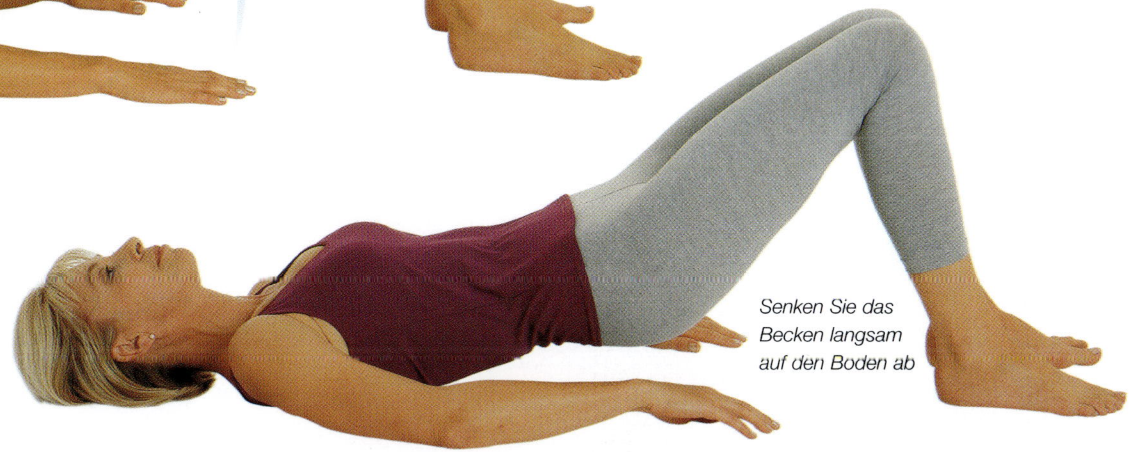

Senken Sie das Becken langsam auf den Boden ab

3 Entspannen Sie die Gesäßmuskulatur, und senken Sie Ihren Körper ein wenig. Dann heben Sie ihn wieder so hoch wie vorher, spannen die Gesäßmuskeln an **und zählen bis 10.** Zum Schluß lassen Sie Ihren Körper Wirbel für Wirbel langsam auf der Matte abrollen. **Wiederholen Sie diese Übung 5mal.**

Seitliches Beinheben

Wenn Sie nicht regelmäßig den ganzen Bewegungsspielraum Ihrer Hüftgelenke nutzen, werden sie leicht steif und unflexibel, und dadurch erhöht sich der Druck auf die Lendenwirbelsäule. Das seitliche Beinheben beugt solchen Problemen vor, denn es bietet den Hüften ein viel größeres Bewegungsspektrum, als Sie es normalerweise bei Ihren Alltagsaktivitäten brauchen.

ZWECK DER ÜBUNG

Die Muskulatur von Gesäß und Oberschenkeln zu kräftigen, um Hüften und Becken zu stabilisieren und Ihrer Lendenwirbelsäule mehr Halt zu geben.

Ist diese Übung gut für mich?

Die Übung eignet sich für alle Rückentypen.

Diese Übung beugt steifen Hüftgelenken vor und bewahrt Ihnen Ihre Beweglichkeit. Wenn Sie sie regelmäßig machen, bekommt zudem Ihre Lendenwirbelsäule mehr Halt.

Interessanterweise sind Steifigkeit und Arthrose in den Hüftgelenken bei uns im Westen viel weiter verbreitet als in asiatischen Ländern, wo die Menschen häufig mit gekreuzten Beinen dasitzen oder den schwierigeren Lotossitz einnehmen: Dabei setzt man sich genauso hin wie im Schneidersitz, legt aber die Füße jeweils auf das gegenüberliegende Knie. Solche Positionen dehnen die Abduktor- und Adduktormuskeln an den Seiten von Oberschenkeln und Becken. Das seitliche Beinheben geht noch einen Schritt weiter: Dadurch werden diese Muskeln nicht einfach nur gedehnt, sondern trainiert.

FÜR FORTGESCHRITTENE

Machen Sie die Hauptübung wie unten beschrieben, drehen Sie dabei jedoch die obere Hüfte, während Sie das Bein anheben, so daß Ihre Zehen nach oben zeigen. Achten Sie darauf, dabei kein Hohlkreuz zu machen. Beim Senken des Beins drehen Sie den Fuß wieder nach innen, so daß Ihre Zehen zum Boden zeigen.

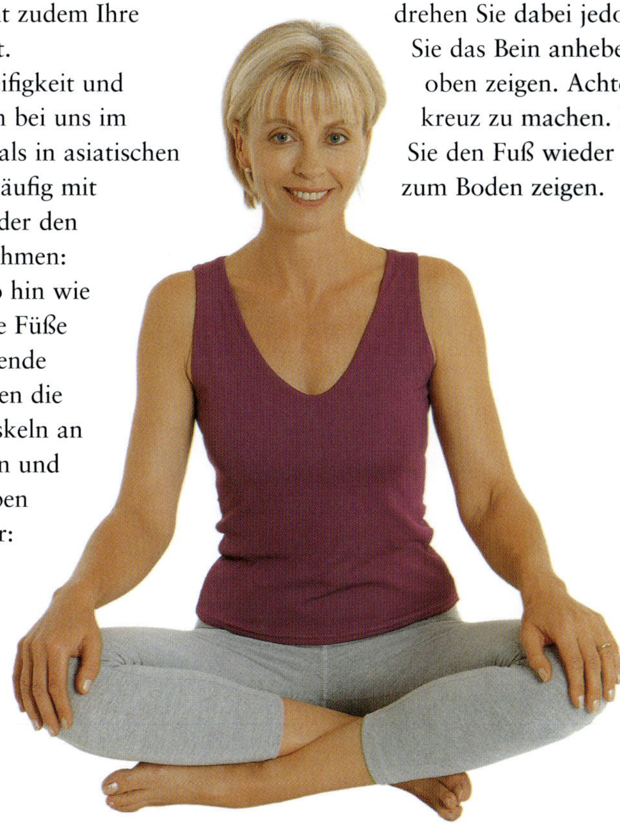

Gewöhnen Sie sich an, im Schneidersitz auf dem Boden zu sitzen, wenn Sie sich entspannen möchten. Das dehnt die Beinmuskulatur.

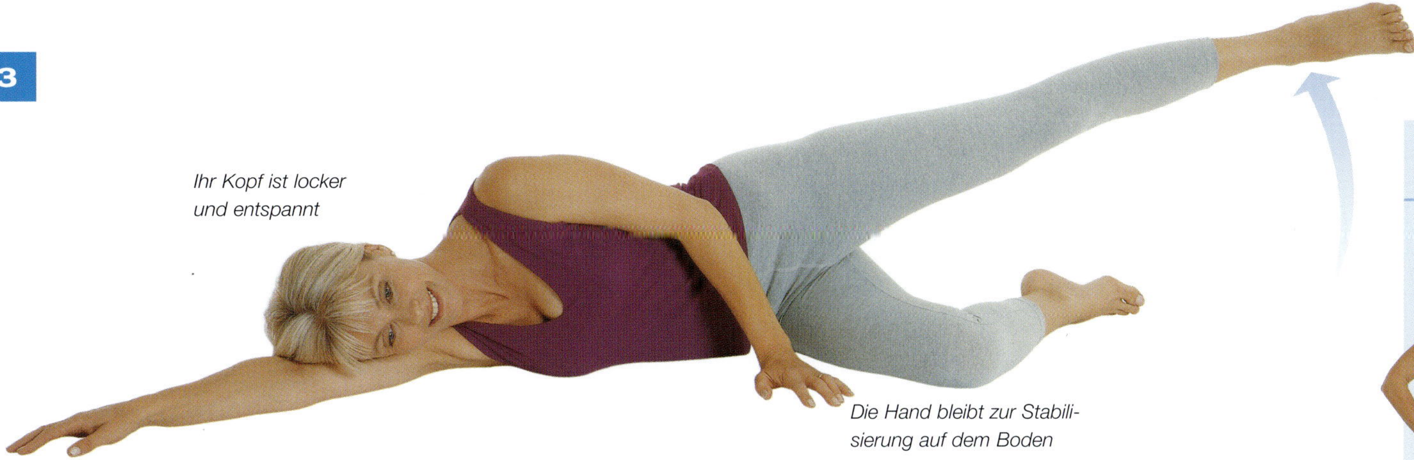

Ihr Kopf ist locker und entspannt

Die Hand bleibt zur Stabilisierung auf dem Boden

1 Legen Sie sich auf die Seite. Das untere Bein ist gebeugt; der Kopf ruht auf Ihrem Arm. Achten Sie darauf, während dieser Übung nicht nach vorne oder nach hinten zu rollen. Heben Sie das obere Bein, ohne es zu verdrehen. **Zählen Sie bis 5,** und senken Sie es dann langsam wieder. **5mal wiederholen.**

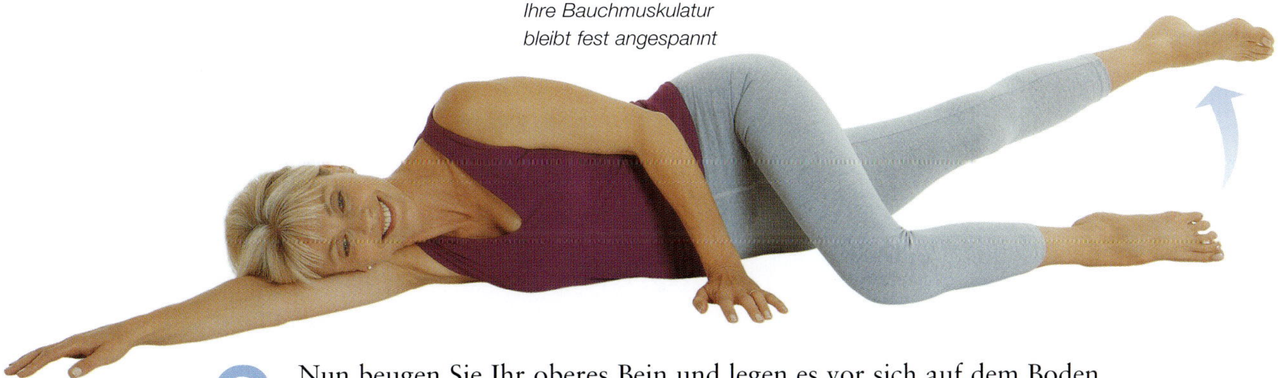

Ihre Bauchmuskulatur bleibt fest angespannt

2 Nun beugen Sie Ihr oberes Bein und legen es vor sich auf dem Boden ab. Strecken Sie das untere Bein, und heben Sie es an. Es wird sich nur ein kleines Stück weit vom Boden abheben. **Zählen Sie bis 5,** und senken Sie das Bein dann wieder. **5mal wiederholen.** Anschließend drehen Sie sich auf die andere Seite und **wiederholen die Übung.**

EINFACHE VARIANTE

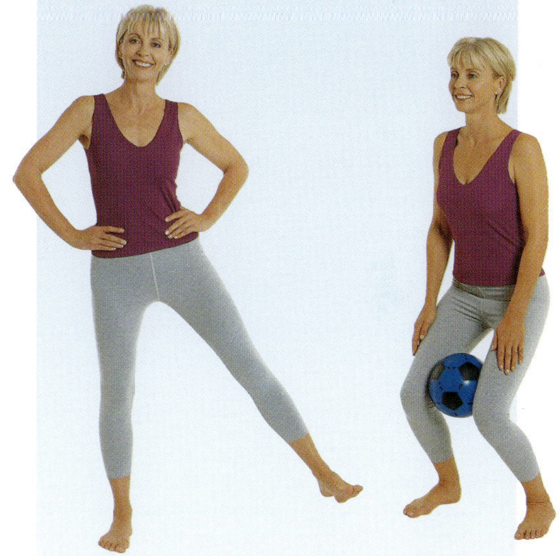

Stellen Sie sich aufrecht hin, die Füße schulterbreit auseinander. Schwingen Sie ein Bein gestreckt zur Seite, verharren Sie in dieser Position, zählen Sie bis 3, und senken Sie es dann langsam. Machen Sie das 5mal, und wiederholen Sie die Bewegung mit dem anderen Bein. Als nächstes klemmen Sie sich einen Ball zwischen die Knie, drücken ihn, indem Sie Ihre Knie zusammenpressen, und zählen bis 10. Achten Sie darauf, Ihre Zehen dabei nicht einwärtszudrehen. Zum Schluß entspannen Sie sich in normaler Standposition.

Hüftschwung im Sitzen

Wenn der Rücken durch Bewegungsmangel steif und unbeweglich geworden ist, spürt man das häufig zuallererst bei Drehbewegungen der Wirbelsäule. Selbst das Umdrehen und das Heben von Gegenständen fällt dann schwer. Mit dem Hüftschwung im Sitzen können Sie solchen Beschwerden vorbeugen und die Bänder und Muskeln Ihres Rückens kräftigen.

ZWECK DER ÜBUNG

Die Beweglichkeit Ihrer Lendenwirbelsäule bei Drehbewegungen zu erhöhen und Bauch- und Rückenmuskulatur zu kräftigen.

Ist diese Übung gut für mich?

Die Übung eignet sich für alle Rückentypen. Wenn Ihr Rücken steif und unbeweglich ist, beginnen Sie lieber erst mit der einfachen Variante.

VORSICHT

Falls Sie unter Arthrose leiden oder Gleichgewichtsprobleme haben, fragen Sie Ihren Arzt oder Physiotherapeuten um Rat, ehe Sie diese Übung ausprobieren.

Diese Übung dehnt die kleinen Muskeln und Bänder, lockert die Wirbelgelenke und verbessert dadurch die Beweglichkeit Ihrer Brust- und Lendenwirbelsäule.

Beim Vorwärtsneigen, Zur-Seite-Neigen und Nach-innen-Wölben wird die Wirbelsäule durch Muskeln und Bänder gut gestützt; bei Drehbewegungen bieten ihr diese hingegen weniger Halt. Durch den Hüftschwung im Sitzen können Sie diese Muskeln und Bänder stärken, um Drehbewegungen im Alltag besser ausführen zu können. Denn es ist nicht nur unbequem, sich nicht richtig drehen zu können; auch die Wirbelsäule versteift sich mit der Zeit, die Bandscheiben schrumpfen, und die Wirbelgelenke werden zusammengedrückt. Das führt zu Arthrose. Der Hüftschwung im Sitzen eignet sich gut dazu, solchen Beschwerden vorzubeugen.

FÜR FORTGESCHRITTENE

Machen Sie die Hauptübung wie unten beschrieben. Nur die Mittelposition ist anders: Statt das Gesäß bei den Seitwärtsbewegungen über Ihre Fersen zu schieben, heben Sie es ganz vom Boden ab, so daß Sie zwischen jedem seitlichen Sitzen aufrecht knien und Oberschenkel und Rücken eine gerade Linie bilden. Strecken Sie dabei die Arme aus, um das Gleichgewicht nicht zu verlieren.

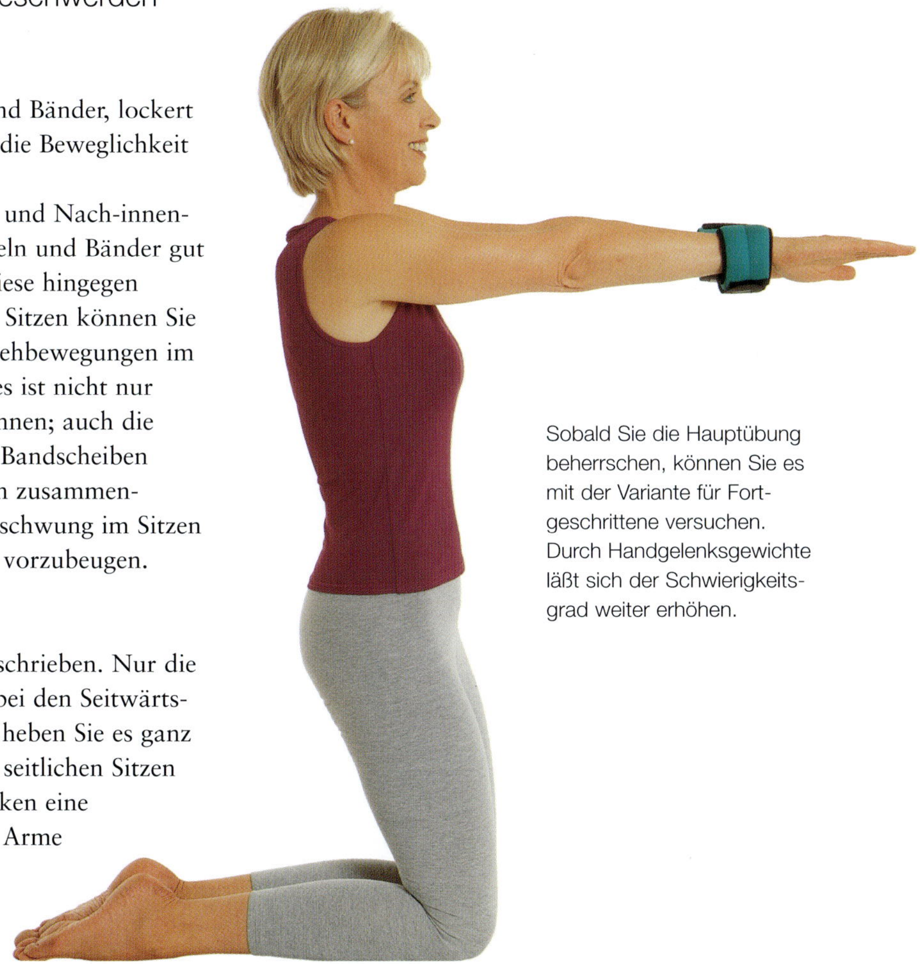

Sobald Sie die Hauptübung beherrschen, können Sie es mit der Variante für Fortgeschrittene versuchen. Durch Handgelenksgewichte läßt sich der Schwierigkeitsgrad weiter erhöhen.

1 Knien Sie sich hin, und strecken Sie die Arme nach vorn, um das Gleichgewicht zu halten. Ihr Gesäß ruht auf den Fersen; der Rücken ist gerade.

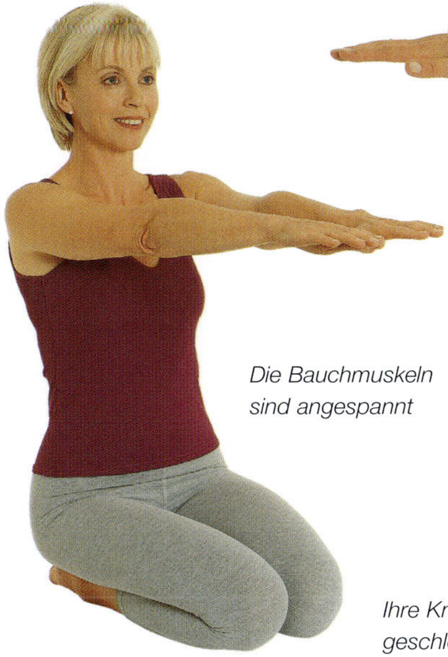

Die Bauchmuskeln sind angespannt

Ihre Knie sind geschlossen

Die Schultern bleiben locker und entspannt

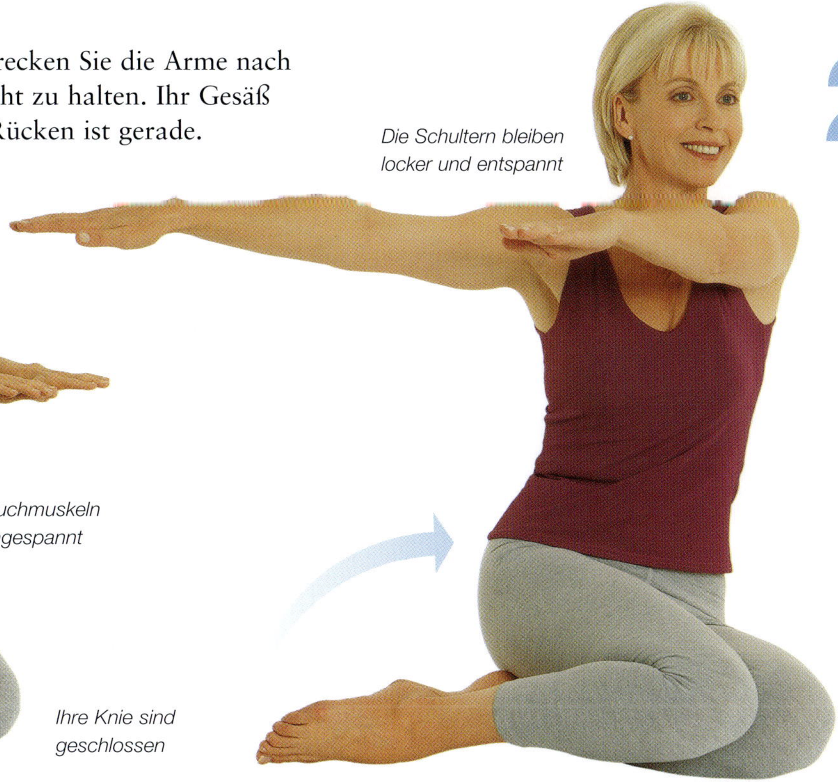

2 Heben Sie das Gesäß leicht von den Fersen ab, und setzen Sie sich neben einem Bein auf den Boden. Drehen Sie Oberkörper und Arme dabei leicht zur entgegengesetzten Seite hin, um im Gleichgewicht zu bleiben.

Der Scheitelpunkt Ihres Kopfes sollte die höchste Stelle des Körpers sein

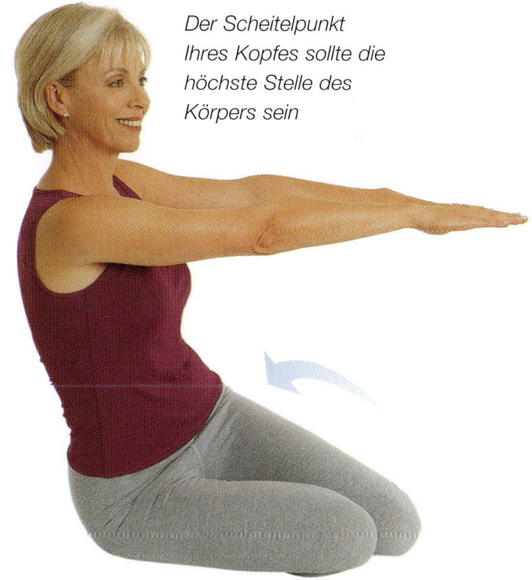

3 Nun heben Sie das Gesäß wieder ein Stück vom Boden ab und setzen es neben dem anderen Bein ab. Drehen Sie den Oberkörper dabei wieder in die entgegengesetzte Richtung. **Wiederholen Sie diese Übung 5mal.** Achten Sie darauf, sie in einer fließenden Bewegung auszuführen, ohne sich zwischendurch auf die Fersen zu setzen. Lehnen Sie sich nicht zu weit vor.

EINFACHE ALTERNATIVE

Es kann eine Zeitlang dauern, bis Sie für diese Übung beweglich genug sind und genügend Muskelkraft haben. Hier eine einfachere Alternative: Nehmen Sie die gleiche Ausgangsposition ein, aber statt sich mit dem ganzen Gesäß neben das Bein zu setzen, schieben Sie nur eine Gesäßbacke auf den Boden, die andere bleibt auf der Ferse. Dann schieben Sie die andere Gesäßbacke auf die gegenüberliegende Ferse. 5mal wiederholen.

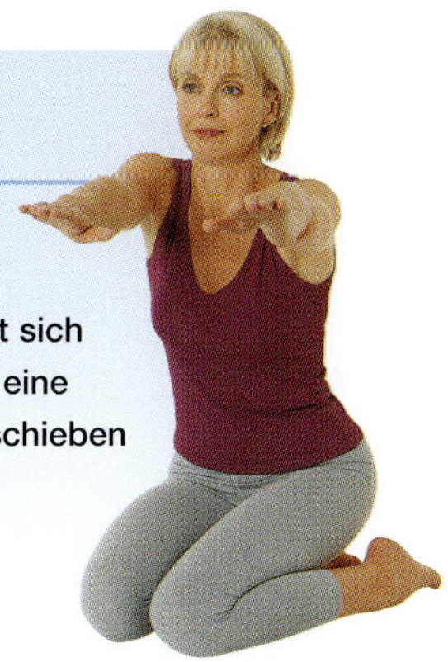

Die Säge

Diese Pilates-Übung mißt der Muskulatur von Kreuz, Bauch und Oberschenkeln besonderes Gewicht bei, weil diese Muskeln für eine gute Haltung und das Gleichgewicht zentral sind. Gleichgewicht und korrekte Haltung sind wiederum unerläßliche Voraussetzungen für einen gesunden Rücken.

ZWECK DER ÜBUNG

Kreuz und Kniesehnen zu dehnen und zu mobilisieren, eine konstante Spannung Ihrer Bauchmuskeln zu trainieren und gleichzeitig eine bewußte, kontrollierte Atmung zu fördern.

Ist diese Übung gut für mich?

Die Übung eignet sich für alle Rückentypen, vor allem für Menschen mit Hohlkreuz oder schwacher Bauchmuskulatur.

Wie alle Pilates-Übungen soll die Säge Ihre Gelenkigkeit und Anmut bei alltäglichen Bewegungsabläufen verbessern. Sie verbindet kontrollierte Atmung mit einer Dehnung von Lendenwirbelsäule, Taille und Hüften. Achten Sie darauf, Ihre Bauchmuskulatur während der ganzen Übung angespannt zu halten. Führen Sie die Übung kontrolliert aus, und konzentrieren Sie sich dabei auf die richtige Körperhaltung. Für die einfache Variante benötigen Sie ein zusammengerolltes Handtuch.

FÜR FORTGESCHRITTENE

Legen Sie sich mit gebeugten Knien auf den Rücken. Dann ziehen Sie die Knie zur Brust hoch; Ihre Arme bleiben dabei seitlich auf der Matte liegen, um ein Gegengewicht zum Rest Ihres Körpers zu bilden. Spannen Sie die Bauchmuskulatur an, atmen Sie ein und rollen Sie sich langsam nach hinten, so daß Ihre Hüften sich auf gleicher Höhe befinden wie Ihr Gesicht, Ihre Füße und Unterschenkel auf dem Boden liegen und Ihr Körper auf den Schulterblättern balanciert. Halten Sie die Knie dabei gebeugt, und stützen Sie Ihr Kreuz wenn nötig beim Anheben mit den Armen ab. Bleiben Sie so lange in dieser Position, wie es für Sie angenehm ist. Dann atmen Sie aus, spannen erneut die Bauchmuskeln an und rollen langsam in die Liegeposition zurück.

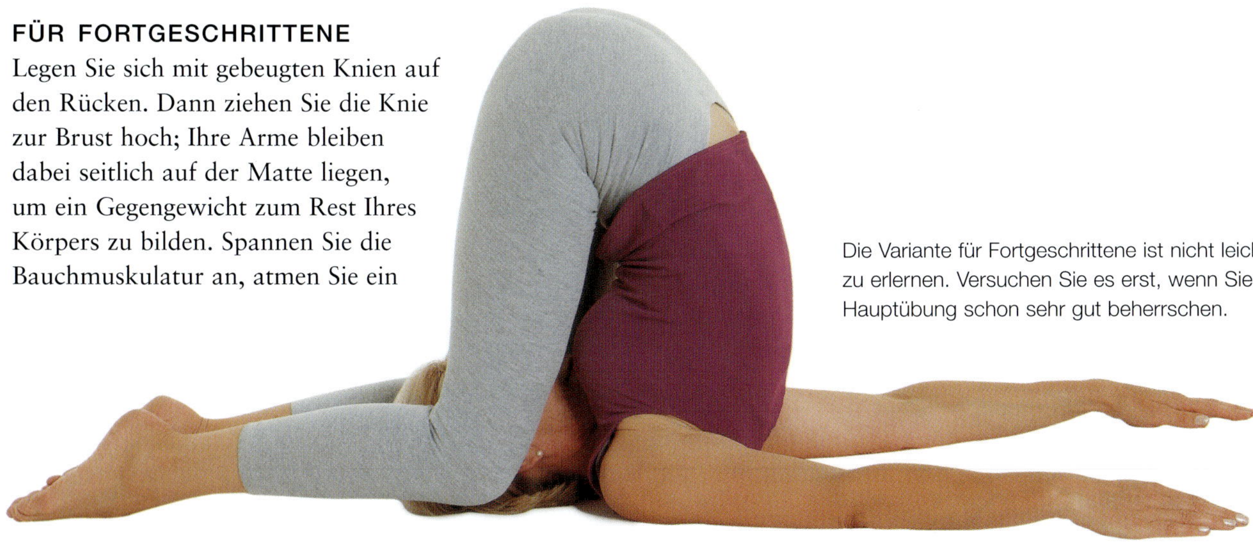

Die Variante für Fortgeschrittene ist nicht leicht zu erlernen. Versuchen Sie es erst, wenn Sie die Hauptübung schon sehr gut beherrschen.

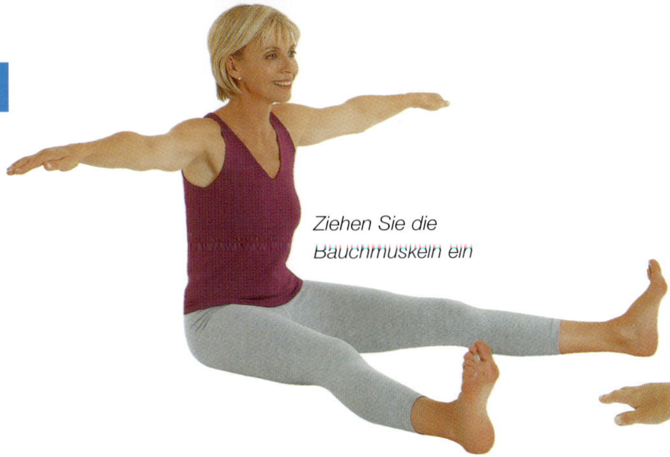

1 Setzen Sie sich hin, und spreizen Sie die Beine zu einem V. Ihre Knie liegen flach auf dem Boden; die Zehen zeigen nach oben. Strecken Sie die Arme in Schulterhöhe seitlich aus, und spannen Sie die Bauchmuskeln an.

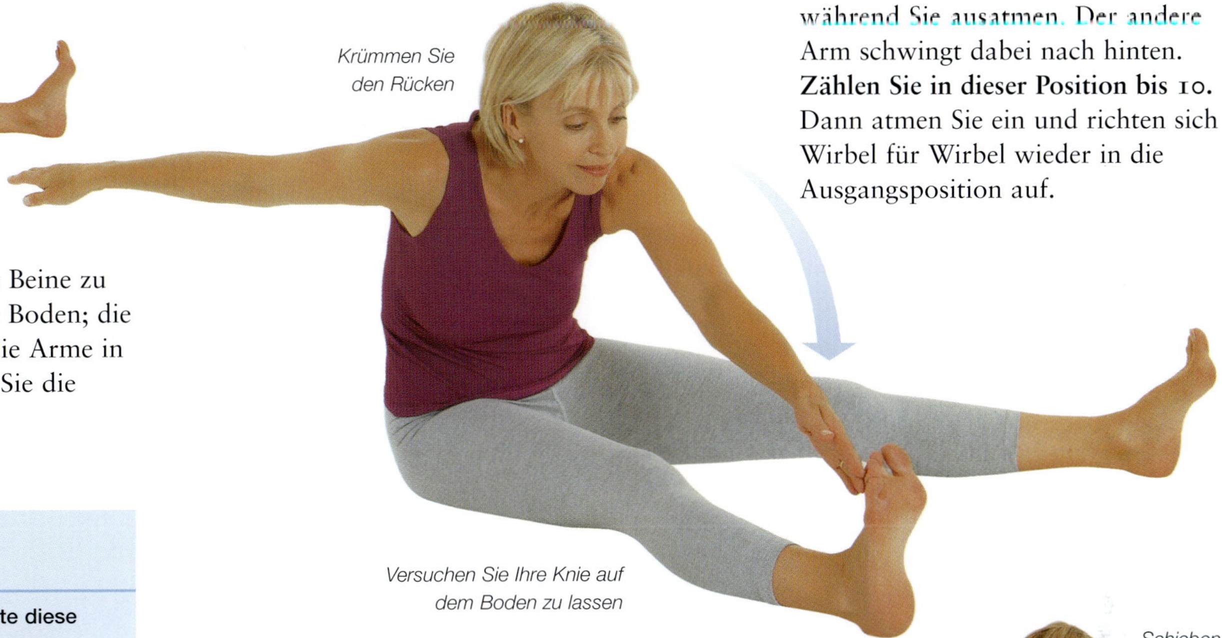

2 Atmen Sie tief ein. Krümmen Sie dann den Rücken, und strecken Sie eine Hand zum kleinen Zeh des gegenüberliegenden Fußes hin, während Sie ausatmen. Der andere Arm schwingt dabei nach hinten. **Zählen Sie in dieser Position bis 10.** Dann atmen Sie ein und richten sich Wirbel für Wirbel wieder in die Ausgangsposition auf.

EINFACHE VARIANTE

Wenn Ihre Kniesehnen verspannt sind, könnte diese Übung Ihnen anfangs schwerfallen. Statt die Zähne zusammenzubeißen und den Schmerz zu ertragen, legen Sie am Anfang lieber ein zusammengerolltes Handtuch unter jedes Knie. Dadurch wird der Muskel weniger gedehnt; Sie können die Übung aber trotzdem korrekt ausführen.

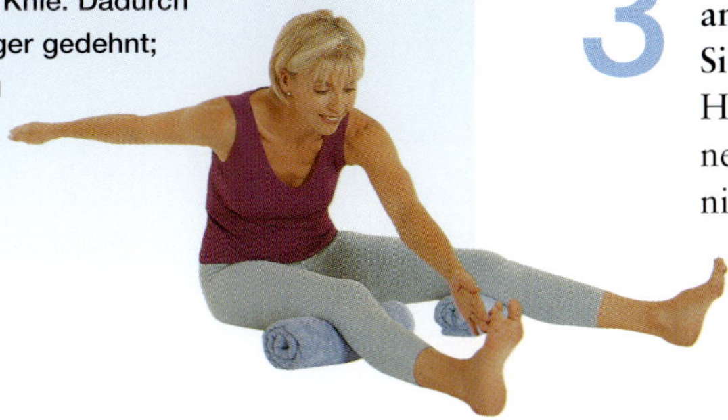

3 **Machen Sie dieselbe Bewegung zur anderen Seite hin, und wiederholen Sie die ganze Übung dann 3mal.** Halten Sie den Kopf dabei immer in neutraler Position, um Ihren Nacken nicht zu überanstrengen.

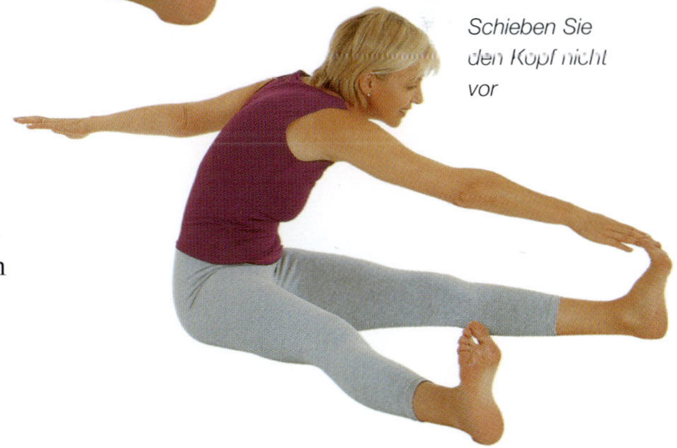

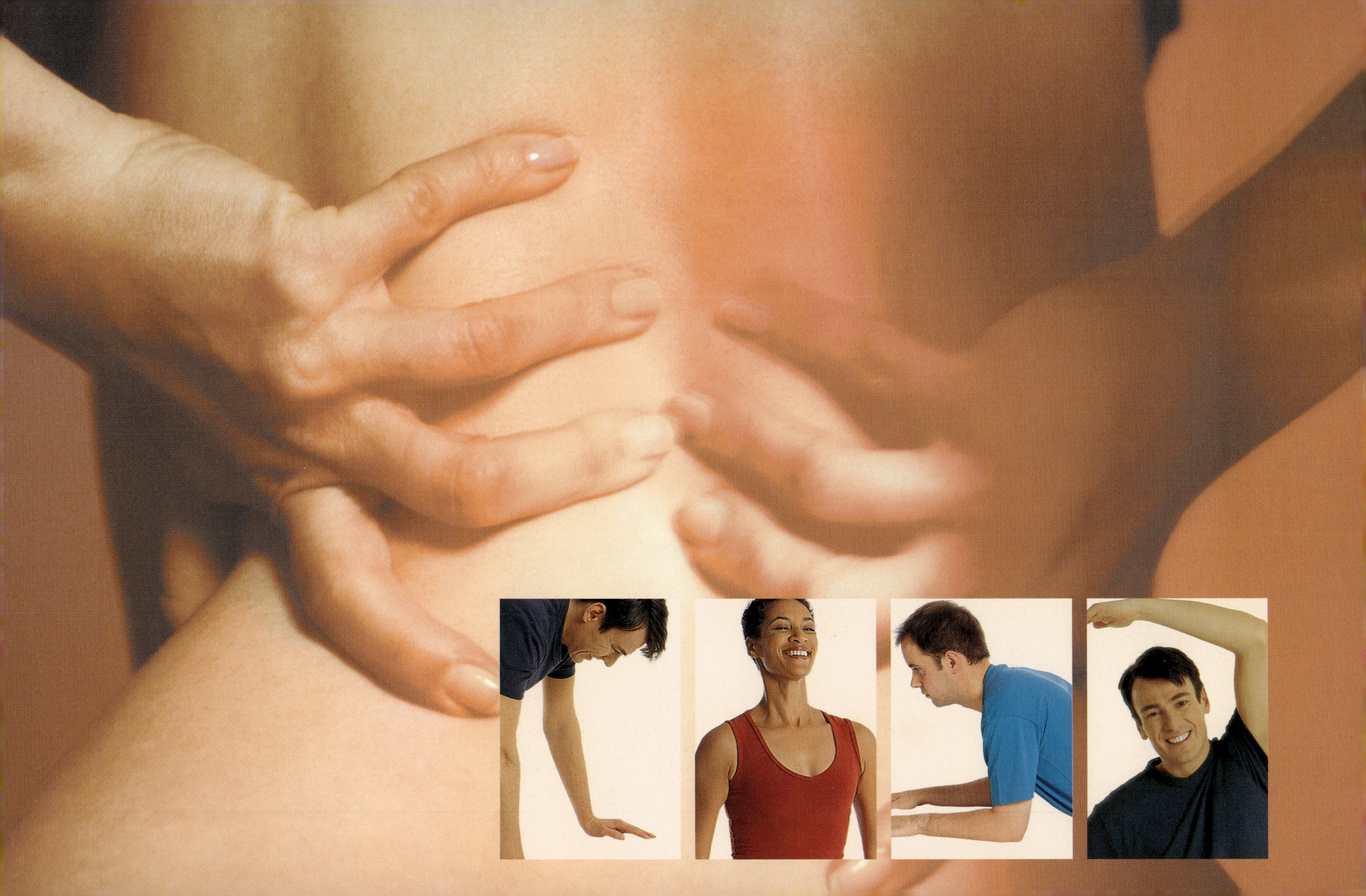

Problemrücken

In diesem Kapitel wollen wir auf vier der häufigsten Rückenprobleme eingehen: Ischias, Arthrose, Skoliose und Osteoporose. Arthrose und Osteoporose befallen allerdings häufig nicht nur den Rücken, sondern auch andere Knochen und Gelenke.

Hier finden Sie Informationen über jedes dieser Probleme und erfahren, wie man die damit verbundenen Beschwerden lindern kann. Für jedes Leiden empfehlen wie eine einfache Einstiegsübung, die Sie bequem und ohne Risiko machen können und die Ihre Schmerzen lindert. Sobald Sie diese Übung beherrschen, sollten Sie zunächst zum Mini-Übungsprogramm für Ihr spezielles Rückenproblem übergehen, ehe Sie irgendwelche andere Übungen in diesem Buch ausprobieren.

Falls Sie ein Rückenproblem haben (egal, ob es in diesem Buch behandelt wird oder nicht), sollten Sie unbedingt:

- Ihren Arzt oder Physiotherapeuten um Rat fragen, ehe Sie mit einem Übungsprogramm beginnen;
- die Einleitungstexte zu den Übungen genau lesen, um sicherzugehen, daß die jeweilige Übung auch für Sie geeignet ist;
- ganz besonders auf die richtige Übungstechnik achten (siehe Seite 13).

Ischias

Ischiasschmerzen können sich an der ganzen Bahn des Ischiasnervs entlangziehen – vom Kreuz bis in die Füße hinein –, obwohl die Ursache des Schmerzes im Rücken liegt. Die folgenden Übungen können solche Schmerzen lindern oder ihnen vorbeugen.

ZWECK DER ÜBUNG

Die unten beschriebene Übung lindert Entzündungen und dehnt die Wirbelsäule, so daß die Bandscheiben Flüssigkeit aufnehmen können. Dann wölben sie sich nicht mehr so sehr vor, die Facettengelenke bleiben beweglich und werden nicht zusammengedrückt.

Ist diese Übung gut für mich?

Die Übung eignet sich für alle Rückentypen. Menschen mit Hohlkreuz sollten Schritt 2 auslassen, denn dabei wölbt sich der Rücken noch mehr nach innen. Frauen in den letzten Schwangerschaftsmonaten sollten diese Übung nicht machen.

VORSICHT

Wenn Sie nach einem Sturz oder Unfall plötzlich heftige Schmerzen wie bei Ischias bekommen, bewegen Sie sich nicht, und lassen Sie sofort ärztliche Hilfe rufen; es kann sein, daß ein Teil Ihrer Wirbelsäule auf das Rückenmark drückt.

Ischiasschmerz entsteht, wenn ein entzündetes Facettengelenk, eine Bandscheibe oder ein knöcherner Auswuchs den Ischiasnerv an seiner Austrittsstelle aus der Wirbelsäule reizt oder einklemmt. Falsches Heben von Lasten oder plötzliche heftige Bewegungen können den blitzartig einschießenden, starken Ischiasschmerz auslösen.

Die unten beschriebene Übung behebt die Ursache der Nervenreizung oder -einklemmung und lockert die kleinen Muskeln, die Wirbel und Facettengelenke miteinander verbinden. Diese Muskeln verspannen sich bei Ischias sofort und verschlimmern den Schmerz dadurch. Machen Sie diese Übung beim akuten Ischiasanfall fünfmal am Tag, und bauen Sie sie ansonsten in Ihr normales Rückenübungsprogramm ein.

VORBEUGUNG UND BEHANDLUNG

- Achten Sie stets auf Ihre Haltung.
- Praktizieren Sie regelmäßig Rückengymnastik, statt unvorbereitet ungewohnte, anstrengende Übungen zu machen.
- Lernen Sie das richtige Heben von Lasten (siehe Seite 20).
- Machen Sie möglichst oft die Übung Beckenkippen (siehe Seite 36–37).

Ischiasschmerzen auf Grund eines gereizten oder eingeklemmten Ischiasnervs gehen vom Kreuz aus und können sich bis in die Beine hineinziehen.

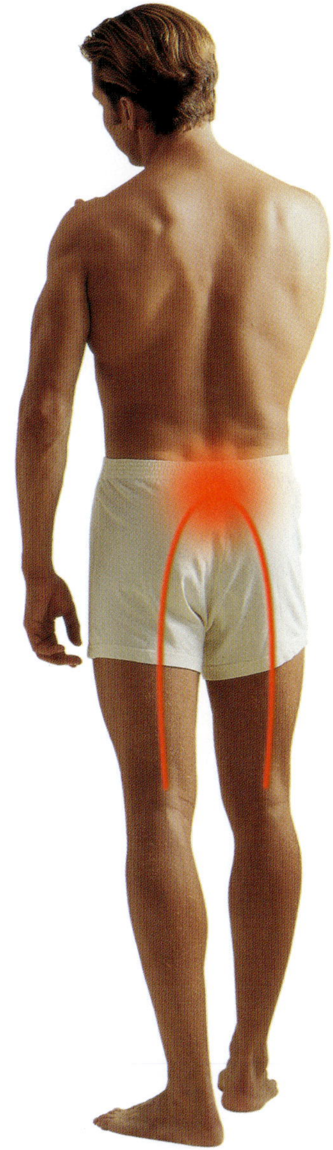

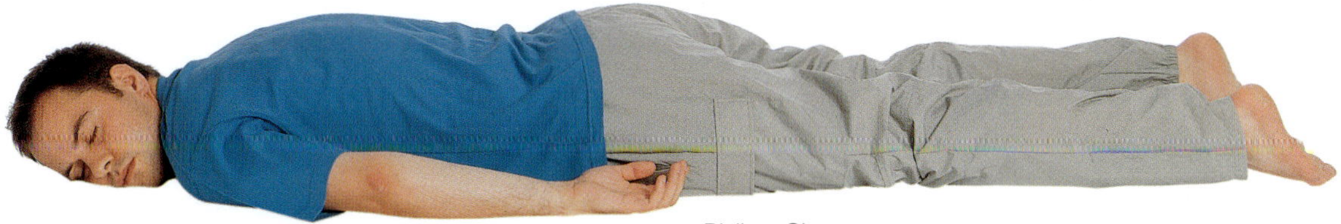

Bleiben Sie so entspannt wie möglich

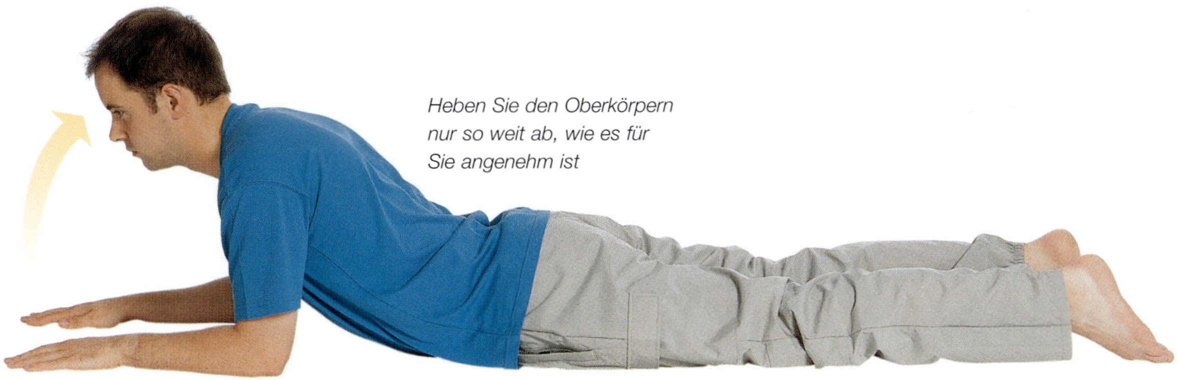

Heben Sie den Oberkörpern nur so weit ab, wie es für Sie angenehm ist

Halten Sie die Bauchmuskeln angespannt

1 Legen Sie sich mit neben dem Körper ausgestreckten Armen flach auf den Bauch, und drehen Sie den Kopf auf die Seite, die am wenigsten weh tut. Atmen Sie tief ein, und entspannen Sie sich beim Ausatmen völlig, damit Muskelverspannungen sich lösen und Ihre Wirbel wieder die richtige Position einnehmen können. Atmen Sie tief durch und entspannen Sie sich in den Schmerz hinein. **Bleiben Sie 5 Minuten lang in dieser Position.**

2 Nun stützen Sie sich so auf die Ellbogen auf, daß diese sich direkt unter Ihren Schultern befinden. Ihre Hände zeigen nach vorn. Entspannen Sie sich vollkommen. **Bleiben Sie bis zu 5 Minuten lang in dieser Haltung.** Dann kehren Sie in die Ausgangsposition zurück und atmen wieder ganz normal.

MINI-ÜBUNGSPROGRAMM

Die oben beschriebene Bewegung ist die beste Einzelübung gegen ständige Schmerzen. Sobald der Schmerz nicht mehr in Ihre Beine hineinzieht, sondern sich auf das Kreuz beschränkt, können Sie noch andere Übungen machen und sich daraus ein Mini-Übungsprogramm zusammenstellen, das die Lendenwirbelsäule entlastet. Beginnen Sie mit folgenden Übungen:

WIRBELSÄULENDREHUNG (Seite 48–49)

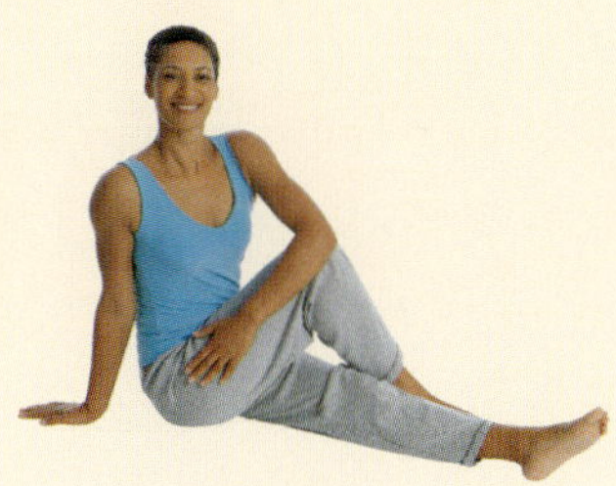

DIE KATZE (Seite 46–47)

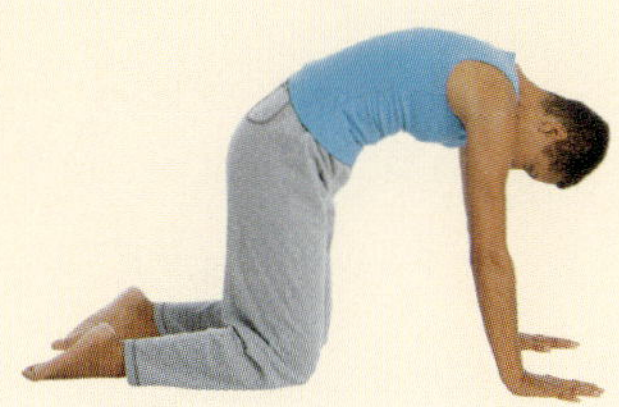

RÜCKENSTRECKUNG (Seite 66–67)

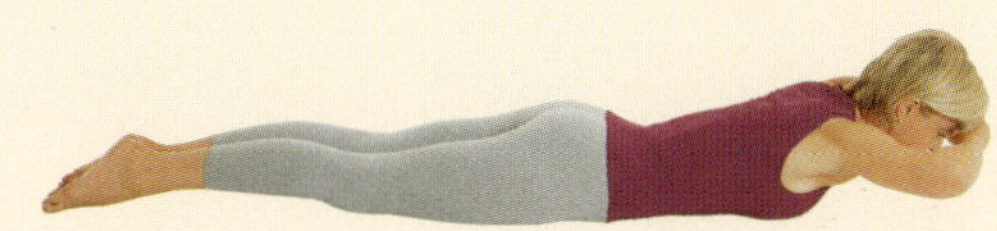

Falls Sie es sich zutrauen, können Sie anschließend weitere Übungen aus diesem Buch in Ihr Programm aufnehmen.

Arthrose

Gelenkverschleiß ist eine ganz normale Alterserscheinung, doch manchmal beginnt Arthrose auf Grund einer Verletzung oder Fehlstellung schon in jungen Jahren. Sie befällt hauptsächlich die Knorpel und Knochen von Gelenken, die Gewichte tragen müssen. Bestimmte Übungen können diesen degenerativen Prozeß hinauszögern.

ZWECK DER ÜBUNG

Bei der unten beschriebenen Übung durchlaufen die Wirbelsäulengelenke ihr gesamtes Bewegungsspektrum. Dadurch werden die Knorpel mit Gelenkschmiere befeuchtet und die Gelenke vor Abnutzung geschützt.

Ist diese Übung gut für mich?

Die Übung eignet sich für alle Rückentypen. Sie beugt chronischen Schmerzen vor, lindert Steifigkeit und bewahrt den Gelenken, die bereits von Arthrose befallen sind, ihre Beweglichkeit.

VORSICHT

Wenn Sie bereits unter Arthrose und Steifigkeit der Wirbelsäule leiden, machen Sie als Einstieg erst die einfachen Varianten der Übungen und gehen danach zu den Hauptübungen über.

Im Lauf der Jahre nutzen sich die Knorpelschichten, die die Gelenke auskleiden, ab, werden dünn und brüchig, bis stellenweise die bloßen Knochen aufeinanderreiben. Gleichzeitig verhärtet sich der Knorpel und bildet an den Gelenkkanten knöcherne Auswüchse, die die Beweglichkeit der Gelenke einschränken, auf Wirbelsäulennervenwurzeln drücken und zu Steifigkeit und Schmerzen führen können.

Bis zu einem gewissen Grad sind solche Abnutzungserscheinungen unvermeidbar; doch durch eine gute Haltung, mäßige, aber regelmäßige gezielte Gymnastik, gesunde Ernährung und die richtige Hebetechnik (siehe Seite 20) kann man ihren Beginn hinauszögern.

VORBEUGUNG UND BEHANDLUNG

- Machen Sie Übungen, die die Beweglichkeit verbessern.
- Achten Sie auf Ihre Haltung, vor allem im Sitzen, denn dabei wird mehr Druck auf die Wirbelsäule ausgeübt als im Stehen.
- Lernen Sie, Lasten richtig zu heben und zu tragen.
- Achten Sie auf Ihr Gewicht (Ratschläge dazu finden Sie auf Seite 93), denn Übergewicht übt zusätzlichen Druck auf Ihre Wirbelsäule aus.

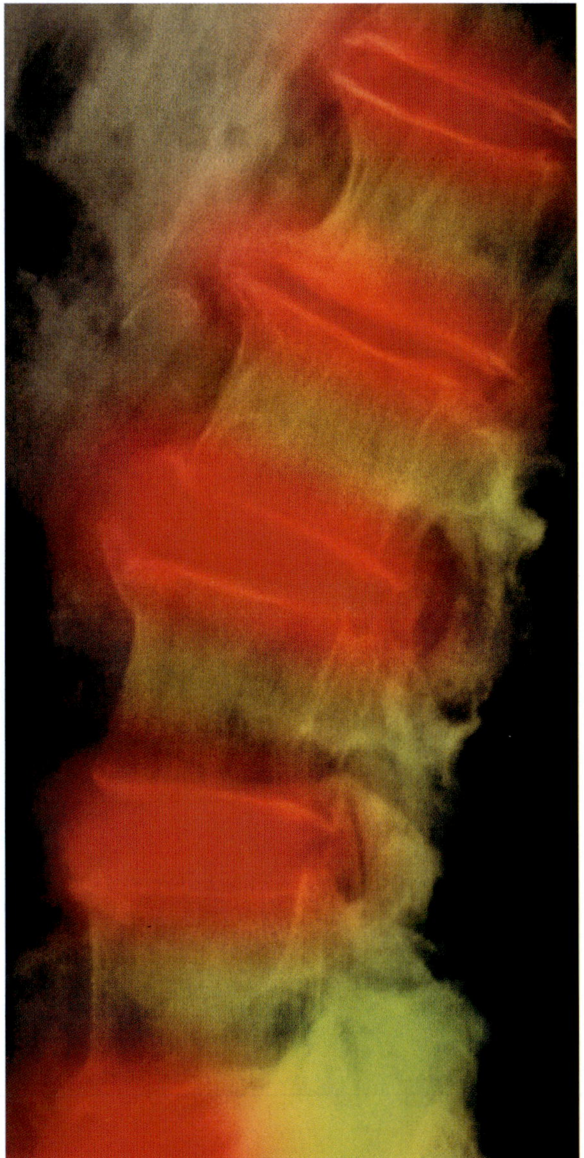

Diese Röntgenaufnahme einer von Arthrose befallenen Lendenwirbelsäule zeigt, wie sich der Knorpel (rot) abgenutzt hat, so daß die Wirbel (gelb) aneinanderreiben (unten rechts). Das verursacht große Schmerzen.

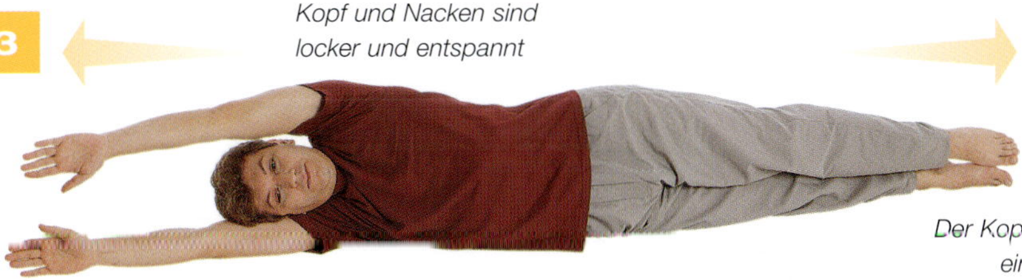
Kopf und Nacken sind locker und entspannt

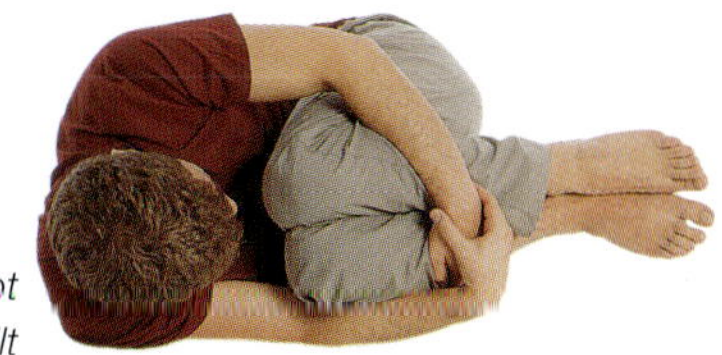
Der Kopf bleibt eingerollt

1 Legen Sie sich auf die Seite, und strecken Sie die Arme über den Kopf. Ihre Beine sind ebenfalls gerade ausgestreckt.

2 Drücken Sie Kopf und Knie zur Brust, schlingen Sie die Arme um Ihre Beine, und rollen Sie sich zu einer Kugel zusammen. Spüren Sie dabei die Dehnung in Ihrer ganzen Wirbelsäule, und **zählen Sie bis 10.**

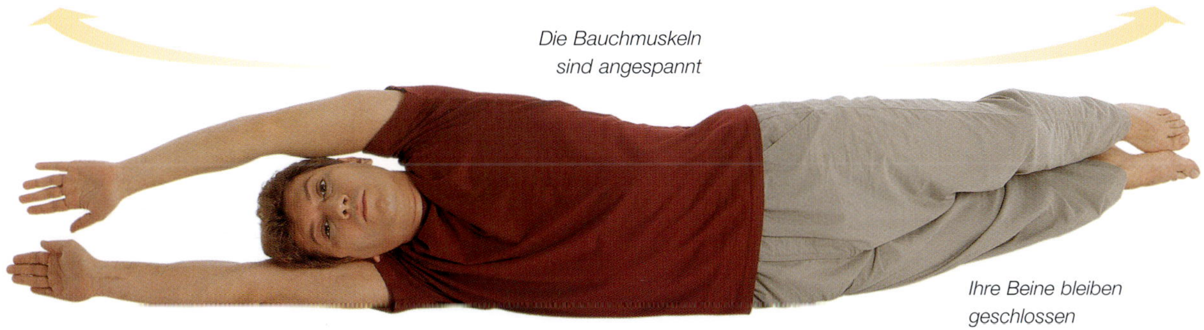

3 Nun rollen Sie sich wieder auseinander und strecken sich so, daß Ihr Rücken bogenförmig gewölbt ist. **Bleiben Sie in dieser Position, und zählen Sie bis 10. Machen Sie diese Bewegung 5mal.** Dann rollen Sie sich auf die andere Seite und **wiederholen die Übung noch 5mal.**

MINI-ÜBUNGSPROGRAMM

Die links beschriebene Bewegung ist die beste Einzelübung gegen Ihre Beschwerden. Sobald Sie sie beherrschen, sollten Sie auch andere Übungen machen und sich daraus ein Mini-Übungsprogramm zusammenstellen. Beginnen Sie mit folgenden Übungen:

BECKENKIPPEN (Seite 36–37)

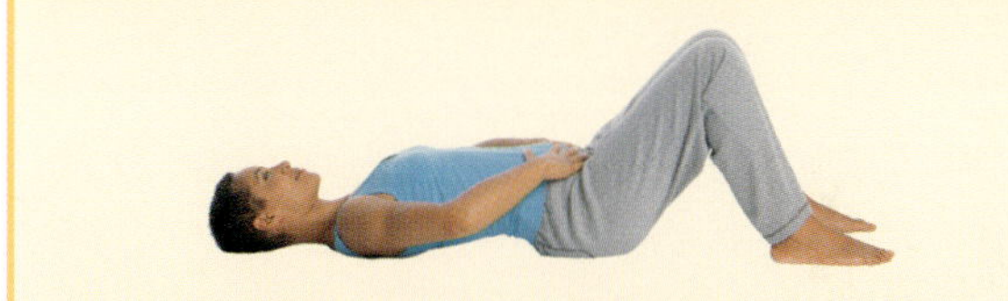

DIE KATZE (Seite 46–47)

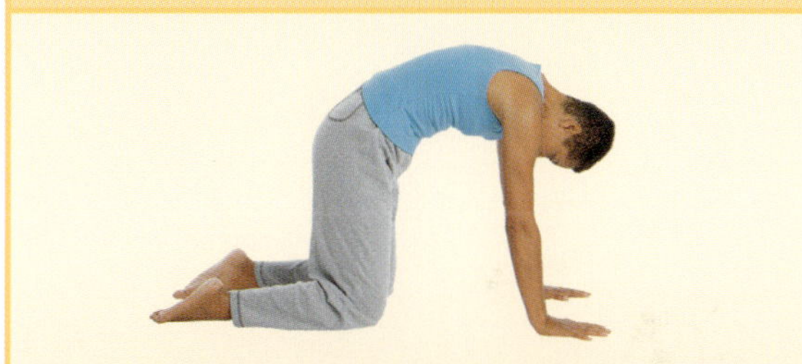

RÜCKENSTRECKUNG (Seite 66–67)

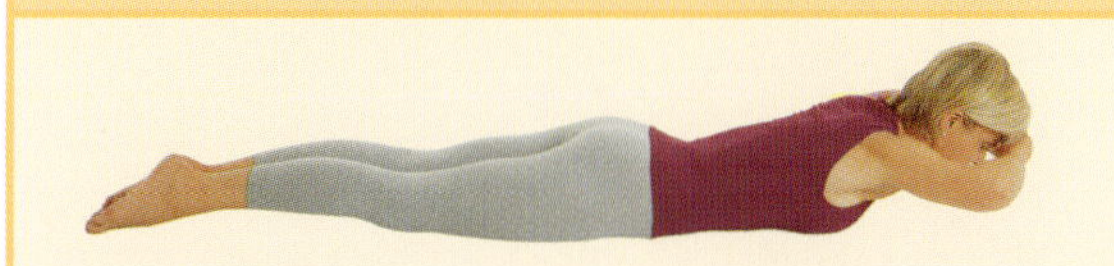

Falls Sie es sich zutrauen, können Sie anschließend weitere Übungen aus diesem Buch in Ihr Programm aufnehmen.

Skoliose

Die Skoliose ist häufiger, als Sie vielleicht denken: Etwa zwei Prozent der Bevölkerung sind davon betroffen. Wenn Ihr Rückgrat, von hinten betrachtet, C- oder S-förmig ist, leiden Sie an einer solchen seitlichen Verbiegung der Wirbelsäule. Bestimmte Übungen können dagegen helfen.

ZWECK DER ÜBUNG

Die unten beschriebene Übung begradigt Seitwärtsbiegungen Ihrer Wirbelsäule, indem sie die Muskeln und Bänder Ihres Rückens kräftigt und dehnt.

Ist diese Übung gut für mich?

Die Übung eignet sich sehr gut für Menschen mit leichter Skoliose. In schwereren Fällen sind jedoch besondere Übungen, ein orthopädisches Korsett und manchmal sogar ein operativer Eingriff erforderlich.

VORSICHT

Menschen, die an einer Skoliose leiden, bekommen manchmal auch Ischias. Ratschläge für die Behandlung solcher Schmerzen finden Sie auf Seite 80–81.

Eine leichte Seitwärtsbiegung der Wirbelsäule kommt relativ häufig vor. Normalerweise wird sie entweder durch einen kleinen Unterschied in der Beinlänge oder durch Überbeanspruchung der Muskeln auf einer Seite und Unterbeanspruchung auf der anderen Seite verursacht. Die Muskeln auf der ungenügend beanspruchten Seite werden zu schwach – so entsteht die Innenseite der Biegung. Die überbeanspruchten Muskeln auf der anderen Seite dagegen verkürzen sich und werden steif – so bildet sich die Außenseite der Kurve heraus. Zum Schluß wird es immer schwieriger, die Wirbelsäule gerade aufzurichten, da die Bänder sich an die Fehlhaltung gewöhnen. Diese ungleiche Belastung der Wirbelsäule verursacht Schmerzen und kann auch zu Arthrose führen.

VORBEUGUNG UND BEHANDLUNG

- Suchen Sie ärztlichen Rat.
- Dehnen Sie die überbeanspruchten Muskeln, und stärken Sie die schwache Muskulatur auf der gegenüberliegenden Seite.
- Tragen Sie schwere Gegenstände abwechselnd links und rechts oder verteilen Sie die Last gleichmäßig auf beide Seiten.

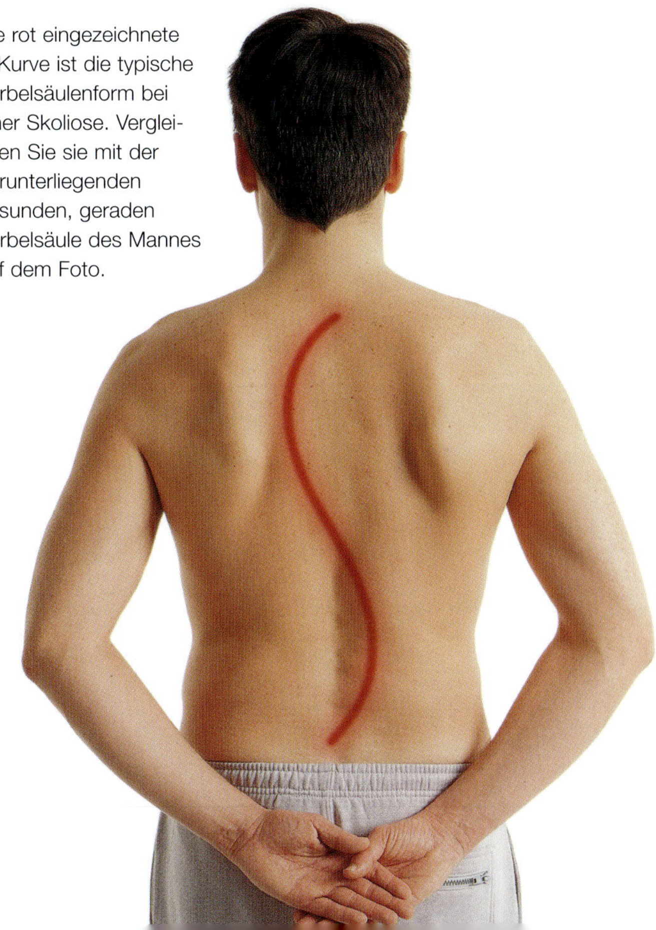

Die rot eingezeichnete S-Kurve ist die typische Wirbelsäulenform bei einer Skoliose. Vergleichen Sie sie mit der darunterliegenden gesunden, geraden Wirbelsäule des Mannes auf dem Foto.

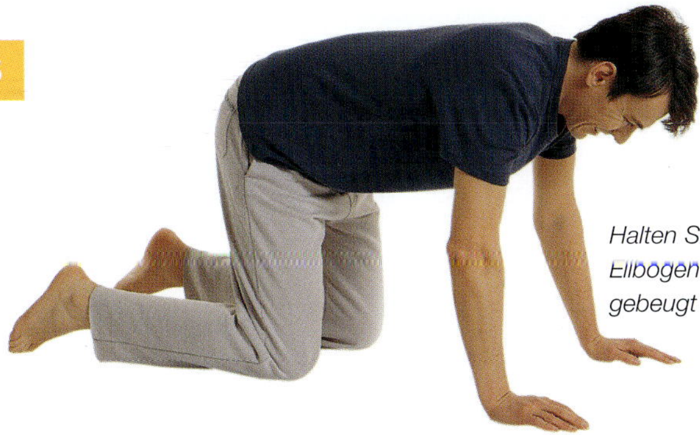

Halten Sie die Ellbogen leicht gebeugt

1 Knien Sie sich auf alle Viere; Ihre Hüften befinden sich dabei direkt über den Knien, die Schultern unmittelbar über den Händen. Halten Sie den Rücken gerade.

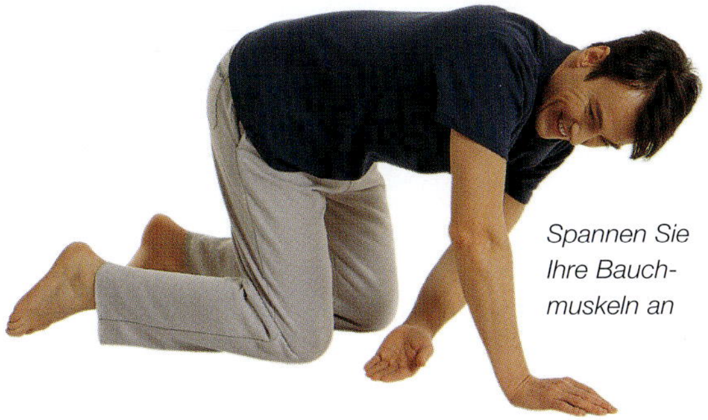

Spannen Sie Ihre Bauchmuskeln an

2 Heben Sie eine Hand vom Boden ab, und schieben Sie sie mit der Handfläche nach oben zwischen der anderen Hand und dem Knie am Boden entlang. Beugen Sie gleichzeitig den Ellbogen des stützenden Arms, damit Sie mit der freien Schulter bis zum Boden hinunterkommen.

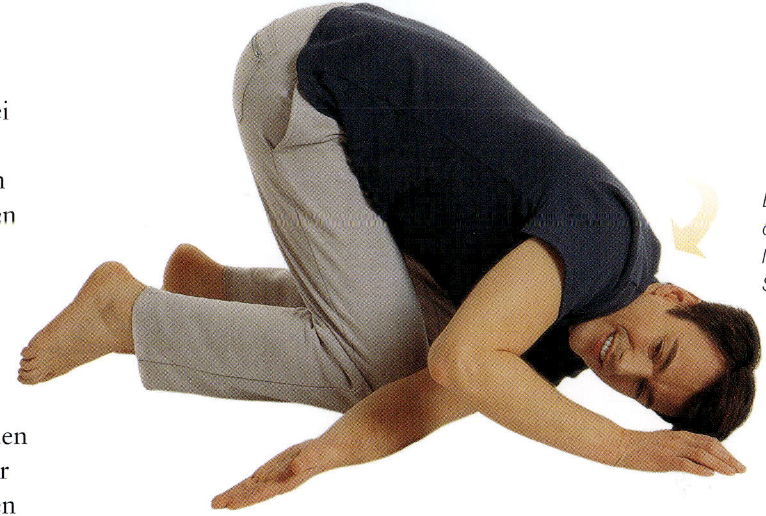

Drehen Sie den Kopf locker zur Seite

3 Strecken Sie Ihren freien Arm so weit wie möglich zwischen Knie und Ellbogen durch, und **zählen Sie bis 5.** Lockern Sie den Arm, und strecken Sie ihn dann erneut aus. **Machen Sie diese Übung 5mal, und wiederholen Sie sie in der anderen Richtung.**

MINI-ÜBUNGSPROGRAMM

Die oben beschriebene Bewegung ist die beste Einzelübung gegen Ihre Beschwerden. Sobald Sie sie beherrschen, sollten Sie auch andere Übungen machen und sich daraus ein Mini-Übungsprogramm zusammenstellen. Beginnen Sie mit folgenden Übungen:

SEITWÄRTSNEIGUNG (Seite 58–59)

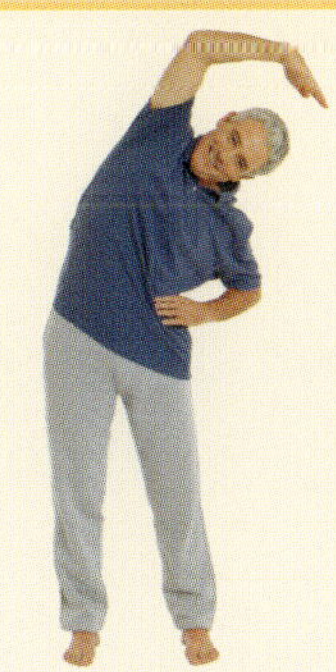

WIRBELSÄULENDREHUNG (Seite 48–49)

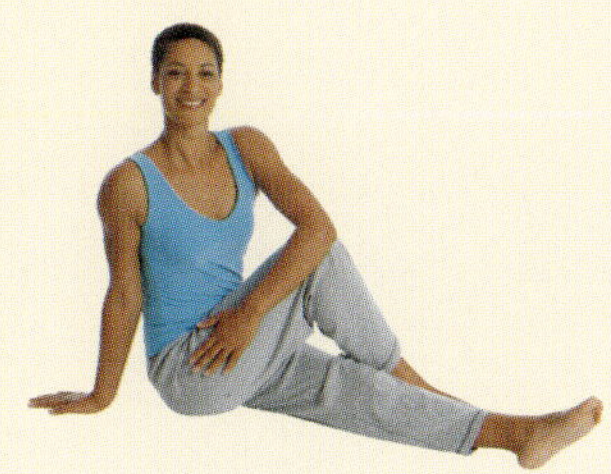

TRAINING DER SCHRÄGEN BAUCHMUSKELN (Seite 68–69)

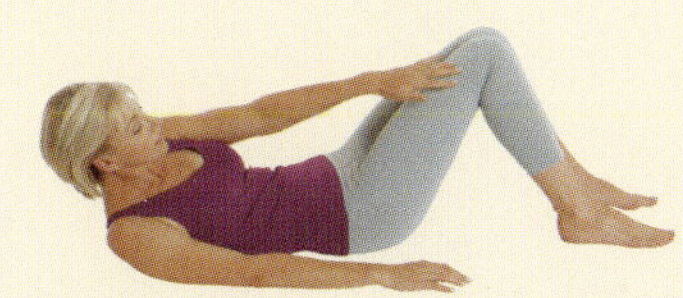

Falls Sie es sich zutrauen, können Sie anschließend weitere Übungen aus diesem Buch in Ihr Programm aufnehmen.

Osteoporose

Bei der Osteoporose verlieren die Knochen ihren Mineralgehalt und werden spröde. Dann kann es leicht zu Knochenbrüchen kommen. Am häufigsten sind die Knochen von Unterarm, Handgelenk, Hüfte und Wirbelsäule betroffen. Durch bestimmte Übungen kann man vorbeugen.

ZWECK DER ÜBUNG

Die unten beschriebenen Übungen regen die Knochen dazu an, mehr Kalzium einzulagern und mehr Knochenzellen zu bilden. Dadurch erhöht sich die Knochendichte; die Knochen werden stabiler und weniger brüchig.

Sind diese Übungen gut für mich?

Die Übungen eignen sich hervorragend für alle Rückentypen, vor allem für Menschen mit erhöhtem Osteoporose-Risiko.

VORSICHT

Falls bei Ihnen ein erhöhtes Osteoporose-Risiko besteht, sollten Sie bei Ihrem Arzt oder Orthopäden erst eine Messung der Knochendichte durchführen lassen, um festzustellen, wie anfällig Sie für Knochenbrüche sind, ehe Sie sich an belastendere Übungen heranwagen.

Unser Knochengerüst produziert ständig neue Zellen und zerstört alte. Diese Zellen bestehen aus Mineralien (hauptsächlich Kalzium), die den Knochen hart machen. Nach dem 30. Lebensjahr sterben mehr Zellen ab, als neu produziert werden. Dadurch reduziert sich die Knochendichte, was zu Problemen wie beispielsweise Osteoporose führen kann. Oft erkennt man das Leiden erst, wenn man sich schon bei einem leichten Sturz oder einem harmlosen Unfall einen Knochenbruch zuzieht. Am gefährdetsten sind Menschen über 30, in deren Familie Osteoporose gehäuft vorkommt, Personen mit Eßstörungen und Frauen in und nach den Wechseljahren oder nach einer operativen Gebärmutterentfernung.

Durch Osteoporose schrumpfen die Wirbelkörper, wodurch man bis zu 15 cm kleiner werden kann. Wenn dies hauptsächlich in der Brustwirbelsäule geschieht, führt es zu einer übermäßigen Krümmung des Rückens, die unter der umgangssprachlichen Bezeichnung »Witwenbuckel« bekannt ist.

VORBEUGUNG UND BEHANDLUNG

- Suchen Sie ärztlichen Rat.
- Machen Sie öfters leichte Übungen, bei denen das Gewicht Ihres Körpers von den Gelenken getragen wird, wie Gehen oder leichtes Joggen.
- Achten Sie darauf, daß Ihre Nahrung reich an Kalzium und Vitamin D ist.

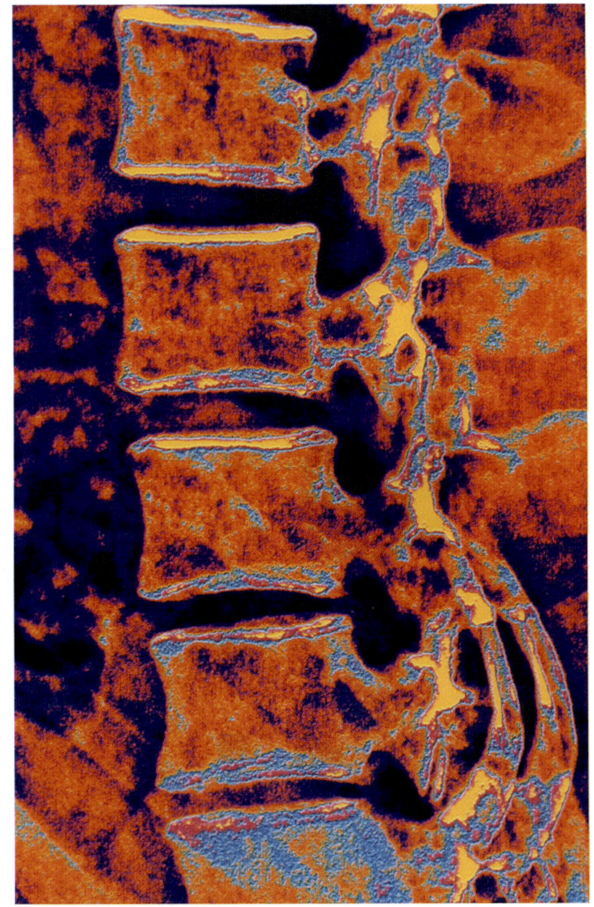

Diese Röntgenaufnahme zeigt osteoporotische Wirbel. Die dunklen Flecken in den orangefarbenen Wirbelkörpern sind Flächen mit verminderter Knochendichte. Diese und die nach beiden Seiten konkaven Zwischenwirbellöcher (blau) machen die Wirbelkörper brüchig.

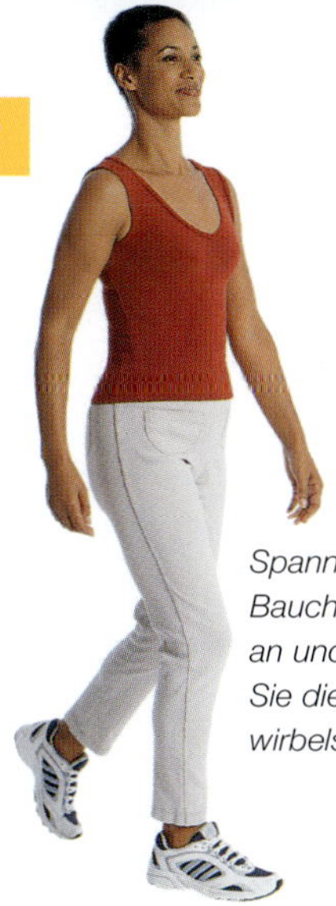

Spannen Sie die Bauchmuskeln an und halten Sie die Lendenwirbelsäule gerade

1 **Gehen** ist eine gute Vorbeugung gegen Osteoporose. Steigen Sie wenn möglich Abhänge hinauf und hinab. **Versuchen Sie, 3mal pro Woche mindestens anderthalb Kilometer in unterschiedlicher Geschwindigkeit zurückzulegen.** Achten Sie dabei stets auf eine gute Haltung.

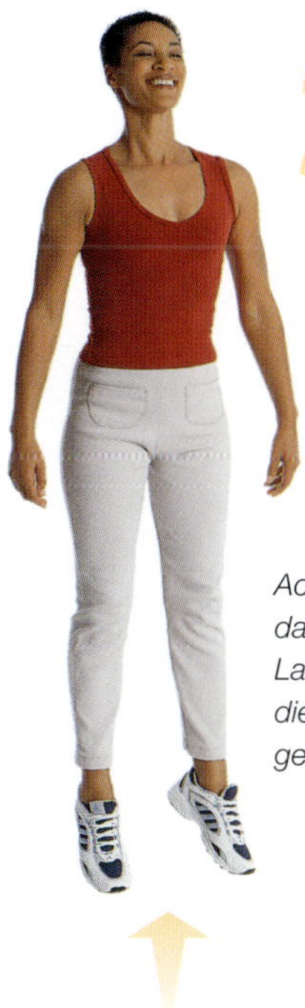

Achten Sie darauf, bei der Landung leicht in die Knie zu gehen

2 Auf der Stelle auf und ab zu **hüpfen** ist ebenfalls gut für die Knochen. **Tun Sie das 2mal am Tag jeweils 5 Minuten lang.** Federn Sie die Landung ab, indem Sie die Knie dabei leicht beugen und gut dämpfende Schuhe tragen.

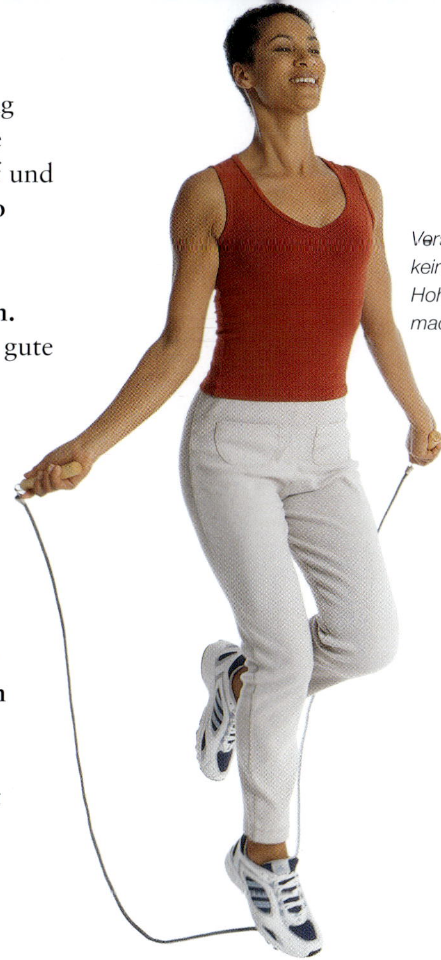

Versuchen Sie kein zu starkes Hohlkreuz zu machen

3 Auch **Seilhüpfen** ist ein gutes Training für die Knochen. Schwingen Sie das Seil dabei erst rückwärts und dann vorwärts. Zum Schluß hüpfen Sie wieder rückwärts, um Ihre Schultern zu dehnen und Ihre Brustwirbelsäule aufzurichten. **Hüpfen Sie allmählich immer länger, bis Sie jeden zweiten Tag 2mal am Tag 10 Minuten lang seilhüpfen können.**

MINI-ÜBUNGSPROGRAMM

Die links beschriebenen Übungen sind am wirksamsten. Sobald Sie sie beherrschen, sollten Sie auch andere Übungen machen und sich daraus ein Mini-Übungsprogramm zusammenstellen. Beginnen Sie mit folgenden Übungen:

SEITWÄRTSNEIGUNG (Seite 58–59)

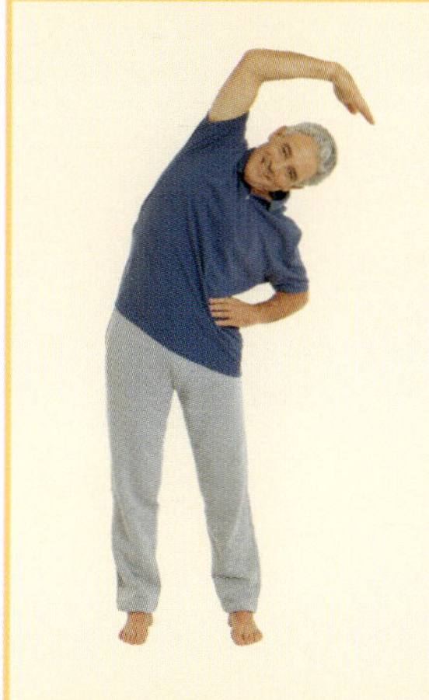

BRUSTMUSKELDEHNUNG (Seite 60–61)

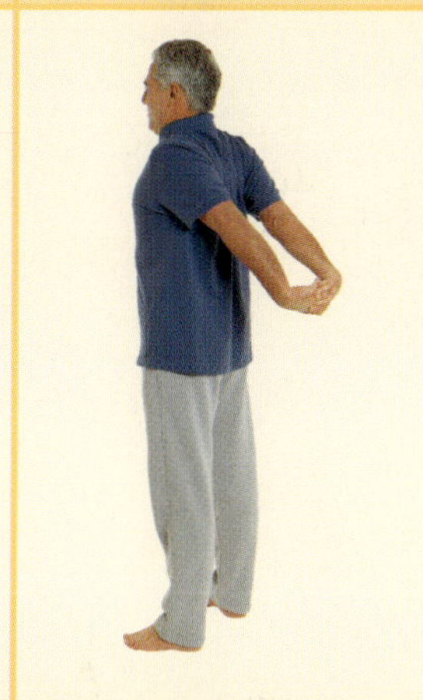

RÜCKENSTRECKUNG (Seite 66–67)

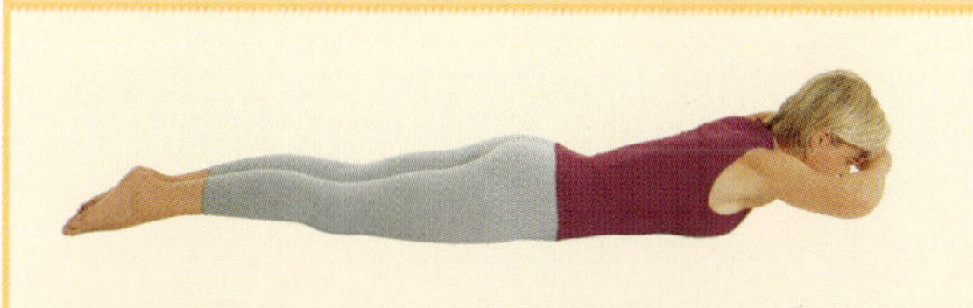

Falls Sie es sich zutrauen, können Sie anschließend weitere Übungen aus diesem Buch in Ihr Programm aufnehmen.

Professionelle Therapie

Die meisten Rückenprobleme bekommt man schon durch eine einfache Änderung der Lebensweise, zum Beispiel durch eine gute Haltung und regelmäßige Gymnastik, in den Griff. Falls Sie trotzdem noch Probleme haben, die Sie in Ihrem Alltag beeinträchtigen, oder wenn Ihre Beschwerden sich verschlimmern, sollten Sie Ihren Arzt um Rat fragen.

ÄRZTLICHE HILFE

Der Arzt wird Ihre Anamnese (Krankheitsgeschichte) erheben und Ihren Rücken auf seinen Bewegungsspielraum, schmerzempfindliche Stellen, schwache Muskeln und nervliche Probleme hin untersuchen. Er kann auch weitere Untersuchungen durchführen, um ernsthaftere zugrundeliegende Erkrankungen auszuschließen bzw. zu erkennen.

Dann wird er Ihnen die Therapie empfehlen, die für Sie am besten geeignet ist. Es gibt viele Möglichkeiten: entzündungshemmende Medikamente, Schmerzmittel, Beruhigungsmittel zur Lockerung von Muskelverspannungen, die vorübergehende Anpassung eines Korsetts, um der Wirbelsäule Halt zu geben, oder eine Überweisung an einen Physiotherapeuten, Osteopathen oder Spezialisten. Einige dieser Behandlungsfelder werden unten ausführlicher beschrieben. Was auch immer Ihr Arzt Ihnen empfiehlt – es ist wichtig, daß Sie sich zusätzlich um eine gesunde Lebensweise bemühen, um Ihren Rücken fit und schmerzfrei zu halten.

PHYSIOTHERAPIE

Mit dieser Behandlung versucht der Arzt es oft zuerst. Sie eignet sich für verschiedene Beschwerden und umfaßt sehr unterschiedliche Therapieansätze:

- Manipulation und Mobilisation bestimmter Wirbelsäulenbereiche
- Wärme- oder Kältebehandlung, um Muskelverspannungen und Entzündungen zu lindern
- Hydrotherapie
- Extension (eine Längsstreckung, die entweder manuell oder unter Aufhängung in einem Schlingentisch durchgeführt wird, um den Druck auf die Wirbelsäule zu lindern)
- Ultraschallbehandlung, um Schwellungen zum Abklingen zu bringen und die Heilung weicher Gewebe zu fördern
- Ratschläge für die richtige Haltung im Stehen, Sitzen und bei Alltagsaktivitäten

Bei der Hydrotherapie werden Übungen im Wasser durchgeführt, das dem Körper Auftrieb verleiht und ein weites Spektrum an Bewegungen ermöglicht (rechts).

Bei bestimmten Wirbelsäulenproblemen muß der Rücken geröntgt werden (unten).

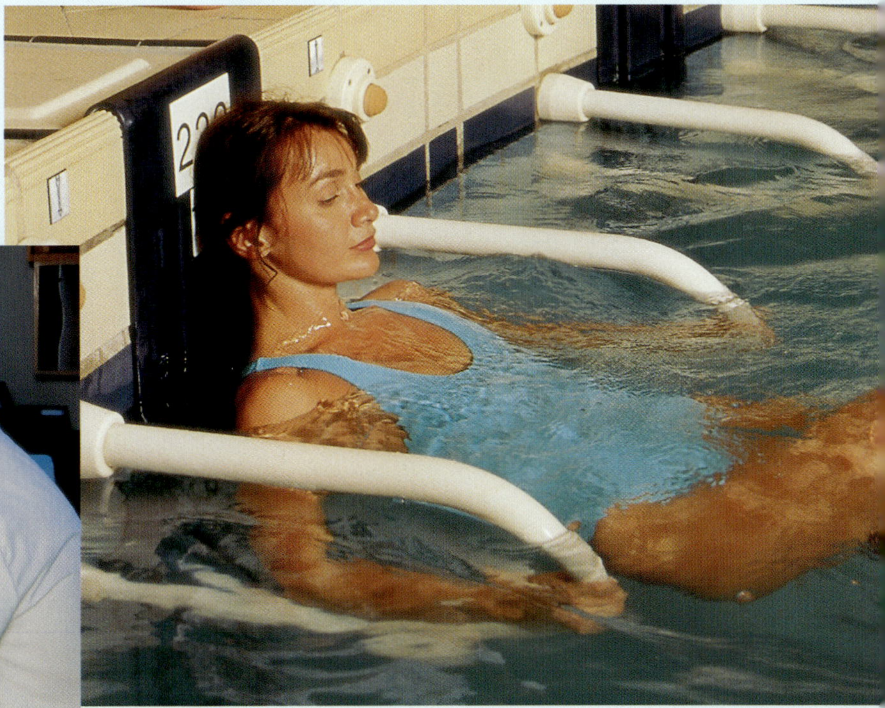

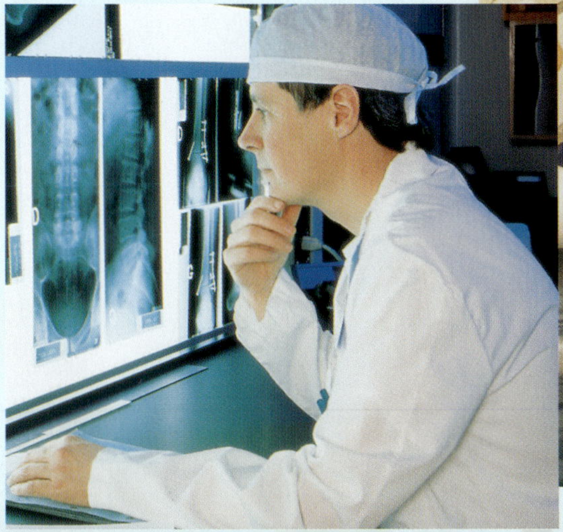

- Empfehlungen für eine rückengerechtere Lebensweise zu Hause und bei der Arbeit
- Ratschläge zur Gewichtsreduktion (falls erforderlich)
- ein Gymnastikprogramm unter Aufsicht des Therapeuten und parallel dazu ein tägliches Übungsprogramm für zu Hause (so wie die Übungen in diesem Buch)

Mit Hilfe manueller Techniken (beispielsweise Druck, Dehnung und Manipulation) diagnostiziert der Osteopath Rückenprobleme und stellt das gesunde Bewegungsspektrum der Gelenke wieder her.

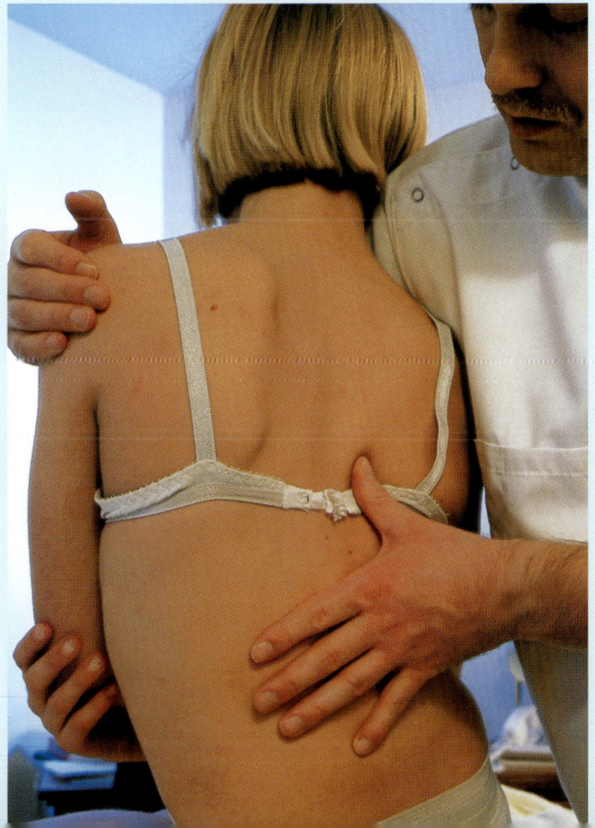

OSTEOPATHIE

Diese Therapieform wurde im Jahr 1874 entwickelt und ist eine Alternative zur Physiotherapie. Sie geht davon aus, daß eine Fehlhaltung der Wirbelsäule die Hauptursache von Rückenbeschwerden ist, und zielt deshalb darauf ab, die Wirbelsäule wieder korrekt auszurichten. Die angewandten Techniken können die häufigsten Ursachen chronischer Schmerzen beheben, aber auch gefährlich sein, wenn bei dem Rückenproblem ein Nerv geschädigt ist.

ALEXANDER-TECHNIK

Diese Technik zur Haltungsverbesserung wurde um die Mitte des 19. Jahrhunderts von dem jungen Schauspieler F. M. Alexander entwickelt und beruht auf seiner Entdeckung, daß eine gute Haltung zur Lockerung von Nackenverspannungen beiträgt. Ziel dieser Technik ist es, sich Bewegungen und Haltungen abzugewöhnen, die Alexander als »schlechten Gebrauch« bezeichnet, und dafür Bewegungen und Haltungen zu fördern bzw. beizubehalten, die in die Kategorie »guter Gebrauch« fallen. Man kann die Technik in einer Gruppe oder auch im Einzelunterricht erlernen. Sie eignet sich am besten zur Behandlung von Rückenschmerzen, die auf Haltungsprobleme zurückgehen, und umfaßt:

- mündliche Anleitungen und Ausübung von Druck mit der Hand, um schlechte Haltung und falsche Bewegungen zu korrigieren;
- Zerlegung von Bewegungen in ihre Einzelschritte;
- Wiederholung und Übung, bis dem Schüler die richtigen Bewegungen in Fleisch und Blut übergegangen sind.

SPEZIALISTEN

Wenn Ihr Arzt Sie an einen Spezialisten (beispielsweise einen Orthopäden, Neurologen oder Rheumathologen) überweist, wird dieser wahrscheinlich noch weitere Untersuchungen mit Ihnen durch führen, zum Beispiel eine Computertomographie (CT), bei der man Spinalkanalstenosen, Bandscheibenvorfälle, Brüche und Osteophyten erkennen kann. (Erklärungen dieser Begriffe finden Sie auf Seite 9–11 und 94–95). Vielleicht führt er auch eine Diskographie (Bandscheiben-Kontrastdarstellung) durch, um zu sehen, ob eine Bandscheibe geschrumpft oder vorgewölbt ist. Die Diskographie ist eine Art Röntgenuntersuchung, bei der man dem Patienten vorher ein Kontrastmittel injiziert, um Problembereiche leichter erkennen zu können. Auf Grund der Ergebnisse solcher Untersuchungen können dann weitere ärztliche Empfehlungen ausgesprochen werden, zum Beispiel:

- eine vom Anästhesisten verabreichte Kortisoninjektion in ein entzündetes Gelenk
- Entfernung eines Bandscheibenvorfalls unter Narkose, um eine eingeklemmte Nervenwurzel zu befreien (Diskektomie)
- Entfernung von Osteophyten im Bereich der Facettengelenke oder des Spinalkanals (Facettektomie)

Behandlung zu Hause

Es gibt viele sinnvolle Selbsthilfemaßnahmen bei Rückenschmerzen – einfache Behandlungen zu Hause, die Sie zusätzlich zu Übungsprogrammen wie dem hier beschriebenen und zu anderen Therapien, die Ihnen der Arzt vielleicht verordnet hat, in Ihr tägliches Leben einbauen können.

Denken Sie daran, daß Ihre Rückenschmerzen viel ausgeprägter sein können als der tatsächliche Gewebeschaden. Denn die Muskulatur, die die Wirbelsäule stützt, reagiert schon auf die kleinste übermäßige Belastung mit Krämpfen. Das wirkt sich auch auf die benachbarten Muskeln aus; so entstehen Verspannungen und Schmerzen in einem größeren Rückenbereich, obwohl vielleicht nur ein Facettengelenk oder eine Bandscheibe geschädigt ist. Bestimmte häusliche Therapiemaßnahmen können solche Muskelkrämpfe und die damit verbundenen Schmerzen lindern.

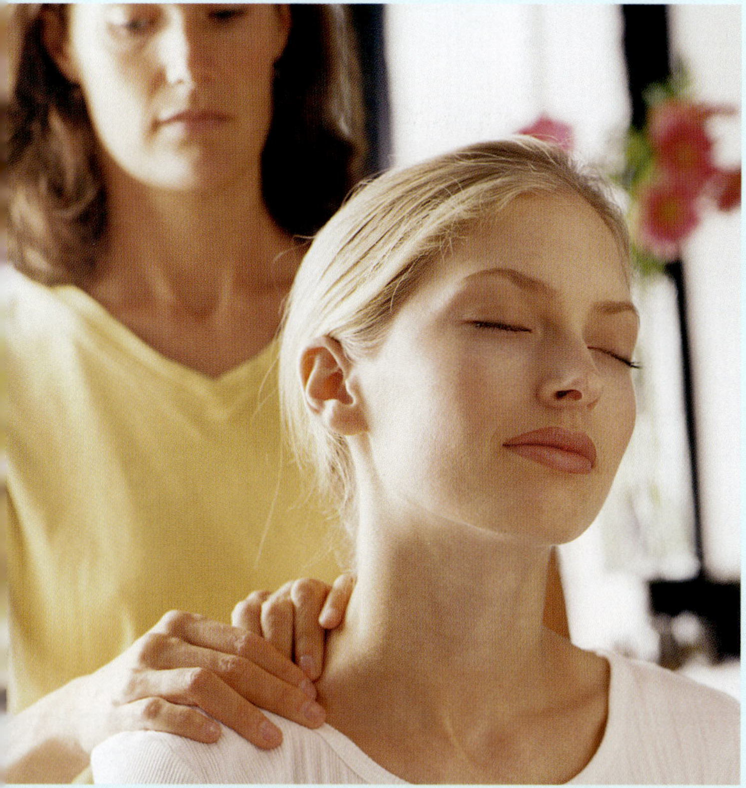

MASSAGE

Eine Massage kann gegen Verspannungen und Schmerzen wahre Wunder wirken. Wenn Sie sich professionell massieren lassen möchten, sollten Sie sich für einen qualifizierten Masseur entscheiden. Sie können natürlich auch eines der vielen Massagegeräte benutzen, die auf dem Markt erhältlich sind, oder einen Freund um eine sanfte Massage bitten. Befolgen Sie dabei die Empfehlungen für eine wirksame, risikofreie Massage im Kasten rechts.

KÄLTE- UND WÄRMEBEHANDLUNG

Bei besonders starken Rückenschmerzen behandeln Sie den schmerzenden Bereich mit Kältesprays oder aber mit Salben, Gels oder Pflastern, die eine

Oft hilft schon eine entspannende Massage von einem guten Freund gegen Rückenschmerzen. Nehmen Sie eine bequeme Haltung ein, und genießen Sie die Massage am besten bei gedämpftem Licht und leiser Musik.

TIPS FÜR RICHTIGES MASSIEREN

- Streichen Sie den Rücken Ihres »Patienten« erst einmal mit einem milden Massageöl ein, um seine Haut bei der Massage nicht zu sehr zu reiben.
- Massieren Sie nur die Muskeln zu beiden Seiten der Wirbelsäule, nicht die Wirbelsäule selbst, denn damit könnten Sie Schaden anrichten.
- Machen Sie mit dem Daumenballen kleine Kreisbewegungen.
- Führen Sie die Massage stets sanft und mit kontrollierten Bewegungen durch.
- Sprechen Sie mit dem Patienten, um herauszufinden, welchen Druck er am angenehmsten empfindet.
- Konzentrieren Sie sich auf »Knoten« in der Muskulatur, bis Sie spüren, daß sie sich lockern, oder bis die Schmerzen des Patienten nachlassen.

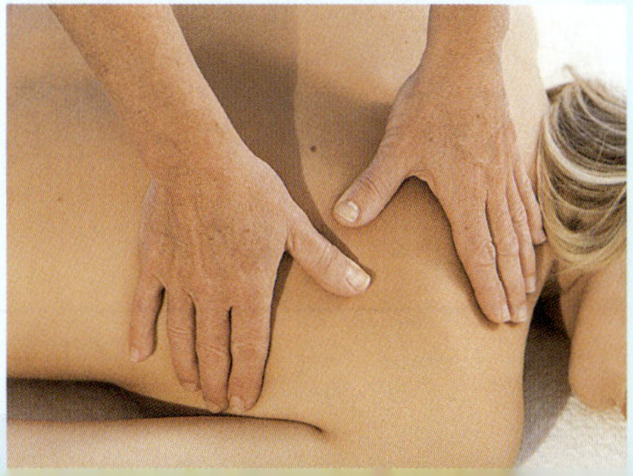

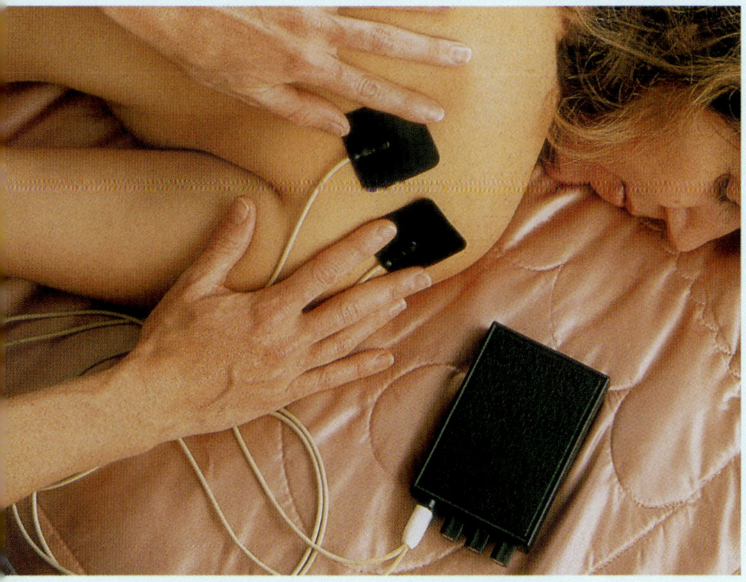

Ein TENS-Gerät gegen Schmerzen ist leicht zu bedienen: Kleben Sie sich die Elektroden auf die Haut, und stellen Sie an den Skalen Frequenz und Stärke der elektrischen Impulse ein.

Hitzeempfindung auf der Haut erzeugen. Sie können auch eine Wärmflasche oder einen in ein Handtuch eingewickelten Eisbeutel verwenden. Kältebehandlungen wirken am besten gegen Schwellungen, während Wärmebehandlungen sich eher zur Lockerung verkrampfter Muskulatur eignen. Solche Behandlungen wirken sich nicht nur auf den Muskel selbst aus, sondern blockieren gleichzeitig die Schmerzempfindung: Denn das Gehirn registriert das Hitze- oder Kältegefühl, ehe der Schmerzreiz bei ihm ankommt.

Eine weitere wirksame Wärmebehandlung gegen Muskelverspannungen ist ein entspannendes heißes Bad – am besten mit duftendem Schaumbadezusatz, Kerzen und leiser Musik.

SCHMERZMITTEL

Auch bestimmte Medikamente, die zum Teil rezeptfrei in der Apotheke erhältlich sind, können Rückenschmerzen lindern. Mittel, die gleichzeitig eine muskelentspannende Wirkung haben, wie beispielsweise Ibuprofen, eignen sich besonders gut. Nehmen Sie nie mehr ein als die empfohlene Dosis, und fragen Sie stets vorher um Rat, falls Sie gleichzeitig noch andere Medikamente nehmen oder schwanger sind. Schmerzmittel sollten nie über längere Zeit eingenommen werden, weil das Risiko besteht, daß man allmählich immer höhere Dosen braucht, um chronische Schmerzen unter Kontrolle zu halten. (Weitere Informationen finden Sie im Kasten rechts.)

STÜTZEN

Ein Nacken- oder Rückenkorsett, das es im Sanitätshaus zu kaufen gibt, sollte man nur vorübergehend tragen, denn sonst werden die Muskeln zu wenig beansprucht und geschwächt, was das Problem langfristig eher noch verschlimmert, statt es zu bessern.

TENS-GERÄT

Die Abkürzung TENS steht für »transkutane elektrische Nervenstimulation«. Dabei setzt man sich die Elektroden des Geräts auf den Rücken. Sie leiten kleine elektrische Impulse in den Körper hinein, die die Produktion von Endorphinen (»Wohlfühlhormonen«) anregen und die Schmerzbotschaften, die langsamer zum Gehirn wandern, blockieren.

RUHE

Auch Bettruhe ist ein wichtiger Bestandteil der Behandlung von Rückenschmerzen, denn im Liegen ist Ihr Rücken dem geringsten Druck ausgesetzt. Gemäß neuen Forschungen erhöht längere Bettruhe allerdings das Risiko, daß die Rückenprobleme nach einer gewissen Zeit wiederkehren. Deshalb empfiehlt man heute, sich zwar genügend Ruhe zu gönnen, aber nach einem akuten Rückenproblem so bald wie möglich mit leichter Gymnastik anzufangen, um die langfristige Genesung zu beschleunigen.

WIE SINNVOLL SIND SCHMERZMITTEL?

Endorphine sind Hormone, die der Körper zu bestimmten Zeiten ausschüttet, um Schmerzempfindungen zu überdecken. Da Schmerzmittel die Wirkung dieser Endorphine nachahmen, »denkt« Ihr Körper, wenn Sie regelmäßig solche Medikamente einnehmen, daß Sie bereits genügend Endorphine hätten, und produziert keine neuen mehr. Dann kann Ihr Körper Schmerz nicht mehr aus eigener Kraft bekämpfen; unter Umständen kehren die chronischen Schmerzen in noch schlimmerer Form wieder als vor Einnahme des Medikaments. Deshalb wird man von Schmerzmitteln leicht abhängig. Es empfiehlt sich daher nicht, sie langfristig einzunehmen; gegen eine gelegentliche Einnahme bei besonders starken Schmerzen ist jedoch nichts einzuwenden.

Eine rückengerechte Lebensweise

Ihre täglichen Aktivitäten haben große Auswirkungen auf den Zustand Ihres Rückens. So können handwerkliche Tätigkeiten, Haus- und Gartenarbeit gut für den Rücken sein, ihn aber auch unnötig belasten, wenn Sie diese falsch ausführen. Also übernehmen Sie sich dabei nicht, und legen Sie regelmäßig Pausen ein, um sich zu strecken und zu entspannen.

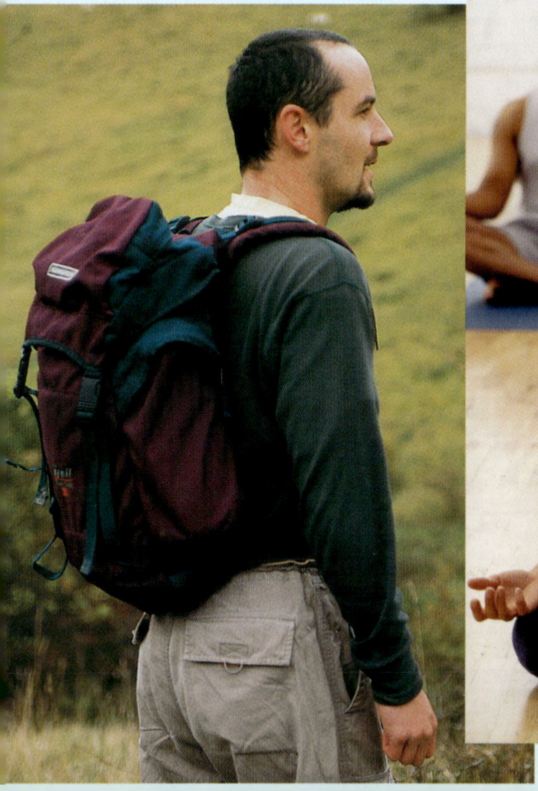

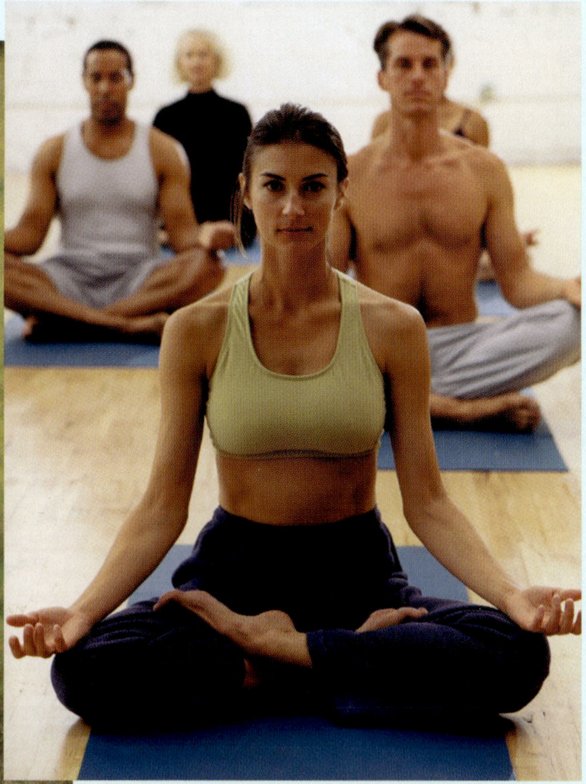

Yoga-Kurse sind eine beliebte Methode, um den Körper fit, kräftig und gesund zu erhalten und Streß abzubauen. Man kann die Übungen auch allein zu Hause machen.

Tragen Sie Gegenstände wie Wasserflasche und Regenmantel beim Wandern immer in einem Rucksack auf dem Rücken, damit das Gewicht gleichmäßig verteilt ist.

EMPFEHLENSWERTE KÖRPERLICHE AKTIVITÄTEN

Yoga und andere asiatische Übungsprogramme wie Tai-Chi eignen sich hervorragend dazu, die Beweglichkeit zu verbessern und Streß zu reduzieren. Wie bei jeder körperlichen Aktivität gilt auch hier: Nehmen Sie sich nie zuviel auf einmal vor. Falls Sie ein Rückenproblem haben oder einmal eines hatten, informieren Sie den Lehrer darüber, ehe Sie in einen Kurs eintreten, denn es gibt bestimmte anspruchsvollere Übungen, die für Menschen mit Rückenproblemen nicht geeignet sind.

Schwimmen ist ebenfalls ein beliebter Sport, um den Rücken zu trainieren und zu kräftigen. Im Wasser ist die Wirkung der Schwerkraft vermindert, so daß die Muskeln ohne Belastung arbeiten und die Gelenke sich ohne Druck beugen und dehnen können. Schwimmen hält Rücken- und Bauchmuskulatur in Form, lockert verspannte Muskeln und verbessert die Beweglichkeit. Rückenschwimmen ist besonders empfehlenswert, denn es dehnt Brustkorb und Schultern und wirkt so einer schlechten Haltung entgegen.

Gehen und Wandern sind weitere wirksame und dabei gleichzeitig risikoarme sportliche Aktivitäten, die bei Rückenproblemen helfen können. Achten Sie dabei auf eine gute Haltung, und tragen Sie immer bequeme Schuhe, die Ihren Füßen genügend Halt geben.

Alle Sportarten tragen dazu bei, Sie fit zu halten und Streß abzubauen – aber nur, wenn Sie sie regelmäßig und auf vernünftige Weise betreiben. Brechen Sie niemals plötzlich in hektische, anstrengende körperliche Aktivität aus. Natürlich ist es auch wichtig, für die betreffende Sportart angemessen gekleidet und ausgerüstet zu sein.

✓ GUT FÜR DEN RÜCKEN

TREIBEN SIE REGELMÄSSIG SPORT ODER GYMNASTIK in einem Schwierigkeitsgrad, der Ihrem Fitneßniveau entspricht.

MACHEN SIE IHRE RÜCKENÜBUNGEN REGELMÄSSIG, um Ihre Bauch- und Rückenmuskulatur stark und Ihre Wirbelsäule beweglich zu erhalten.

ACHTEN SIE AUF EIN FÜR IHRE GRÖSSE ANGEMESSENES KÖRPERGEWICHT (Ratschläge zum Bodymass-Index finden Sie im Kasten rechts), denn Übergewicht stellt eine zusätzliche Belastung für die Wirbelsäule dar, vor allem, wenn es sich rund um die Taille ansammelt.

ÜBERPRÜFEN SIE IMMER WIEDER IHRE HALTUNG – im Sitzen ebenso wie im Stehen. Der Scheitelpunkt Ihres Kopfes sollte stets die höchste Stelle Ihres Körpers sein; Nacken und Rücken sollten sich in neutraler Position befinden. Denken Sie daran, das Becken leicht nach vorn zu kippen (siehe Seite 8).

ACHTEN SIE DARAUF, JEDE NACHT GENUG ZU SCHLAFEN. Wenn nötig halten Sie auch tagsüber ab und zu ein Nickerchen, um sich zu regenerieren. Flaches Liegen ist die einzige Position, in der Ihr Rücken sich richtig erholen kann.

PRAKTIZIEREN SIE DIE RICHTIGEN TECHNIKEN BEIM HEBEN VON LASTEN (siehe Seite 20). Beugen Sie beim Anheben schwerer Gegenstände nicht den Rücken, sondern die Knie. Achten Sie darauf, Lasten gleichmäßig auf beide Körperseiten zu verteilen, und tragen Sie sie nah am Körper.

TRAGEN SIE PRAKTISCHE, BEQUEME SCHUHE, vor allem bei Übungen, bei denen die Gelenke Ihr Körpergewicht tragen müssen.

✗ SCHLECHT FÜR DEN RÜCKEN

ESSEN SIE NICHT ZUVIEL, denn das kann zu Übergewicht führen, und jedes überflüssige Kilo übt zusätzlichen Druck auf Ihre Wirbelsäule aus.

HALTEN SIE NIEMALS EIN NICKERCHEN IM SESSEL, denn im Sitzen erhöht sich der Druck auf die Lendenwirbelsäule. Deshalb kann Ihr Rücken sich in dieser Haltung nicht entspannen.

TRAGEN SIE KEINE HOHEN ABSÄTZE, denn sie verstärken die Krümmung Ihrer Lendenwirbelsäule. Dadurch werden die Lendenwirbel zusammengedrückt, und der Körperschwerpunkt verlagert sich.

VERHARREN SIE NIEMALS LÄNGERE ZEIT IN EINER POSITION, die Ihre Rückenmuskulatur belastet, wie beispielsweise wenn Sie sich beim Haarewaschen oder Bügeln weit vorbeugen. Nehmen Sie bei solchen Aktivitäten eine bequeme Haltung ein oder versuchen Sie, einen Fuß auf einer Fußstütze oder Stange aufzustützen.

TRAGEN SIE TASCHEN NICHT IMMER NUR AUF EINER SEITE. Nehmen Sie lieber in jede Hand eine Tasche; oder wenn Sie nur eine Tasche haben, wechseln Sie sie immer wieder von einer Seite zur anderen, vor allem bei Schultertaschen.

Versuchen Sie, **WEDER IM STEHEN ODER GEHEN NOCH IM SITZEN IN EINE KRUMME HALTUNG ZU VERFALLEN.**

MACHEN SIE NIEMALS ZWEI BEWEGUNGEN GLEICHZEITIG – zum Beispiel, sich zu bücken und den Rücken dabei seitwärts zu drehen.

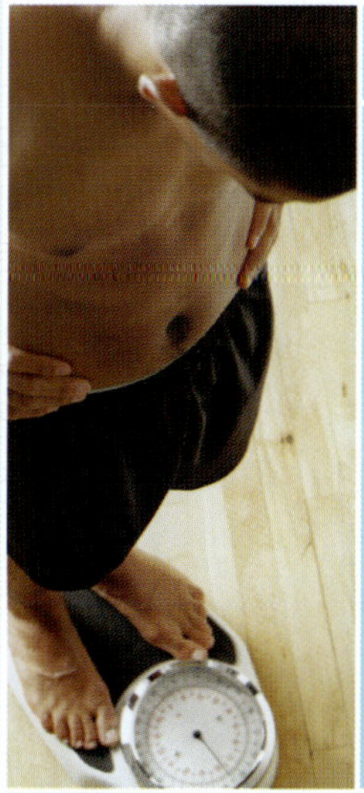

BODYMASS-INDEX (BMI)

Durch Berechnung Ihres Bodymass-Index (BMI) können Sie herausfinden, ob Sie das richtige Gewicht für Ihre Größe haben:

Teilen Sie Ihr Gewicht in Kilogramm durch Ihre Größe in Metern im Quadrat, z.B.:
Gewicht = 69 kg
Größe = 1,73 m
BMI = $69 : 1{,}73^2$
= 69 : 2,99
= 23
Schlagen Sie Ihren BMI in der untenstehenden Tabelle nach.

BMI	EMPFEHLUNG
19–25	Sie wiegen nicht zuviel für Ihre Größe. Ihr Gewicht dürfte keine zu große Belastung für Rücken und Gelenke darstellen.
26–30	Ihr BMI deutet darauf hin, daß Sie Übergewicht haben. Das kann nicht nur zu Herz-Kreislauf-Erkrankungen führen, sondern belastet vermutlich auch Ihren Rücken. Trainieren Sie Ihre Rückenmuskulatur, und achten Sie auf eine gute Haltung, um das Risiko von Rückenproblemen zu reduzieren.
Über 30	Ein BMI von 30 oder mehr fällt in die Kategorie Fettleibigkeit. Falls Sie nicht bereits Rückenprobleme haben, werden Sie wahrscheinlich bald welche bekommen. Durch Rückenübungen können Sie einer Schädigung Ihres Rückens vorbeugen; aber Sie sollten auch unbedingt abnehmen.

Glossar

ABDUKTOR Muskel, der ein Körperglied von der Mittelachse wegführt

ADDUKTOR Muskel, der ein Körperglied zur Mittelachse heranzieht

BAND Starkes Band aus Fasergewebe, das die Knochen an den Gelenken miteinander verbindet

BANDSCHEIBE Polster aus Knorpel und Fasergewebe mit gallertartigem Kern, das zwischen den Wirbelkörpern liegt und als Stoßdämpfer fungiert

COMPUTERTOMOGRAPHIE (CT) Verfahren, bei dem durch Computeranalyse einer Reihe von Röntgenbildern Querschnittbilder des Körpers produziert werden

DEGENERATIVE ERKRANKUNG Fortschreitende, negative körperliche Entwicklung, die in der Regel verschleißbedingt ist

DORNFORTSATZ Knochensporn an der Hinterseite des Wirbelkanals, der Ansatzstellen für Bänder und Muskeln bietet

FACETTENGELENK Eines von vier Gelenken an jedem Wirbel, die ihn jeweils mit dem unteren und dem oberen Wirbel verbinden

GELENK Stelle, an der Knochen aufeinandertreffen und sich gegeneinander bewegen

HALTEMUSKULATUR Muskeln, die die richtige Haltung zu bewahren helfen

KNORPEL Harte, aber elastische Substanz, die zusammen mit den Knochen das Knochengerüst bildet. Sie überzieht die Enden der Knochen an den Gelenken und bildet zusammen mit Fasergewebe die Bandscheiben

MUSKEL Gewebe, das sich zusammenziehen und wieder lockern kann, um Bewegungen auszuführen oder unsere Körperstruktur zu stützen

NEUROLOGE Spezialist (Arzt oder Chirurg), der Störungen und Erkrankungen des Nervensystems behandelt

NEUTRALE POSITION VON RÜCKEN, NACKEN, KOPF ODER KINN Haltung, in der alle Krümmungen der Wirbelsäule in ihrer natürlichen, richtigen Form vorliegen (siehe Seite 8)

ORTHOPÄDE Spezialist für die Behandlung von Störungen und Erkrankungen des Bewegungs- und Halteapparats

MUSKELN UND KNOCHEN: RÜCKANSICHT

Dieses Diagramm zeigt die Position der wichtigsten Knochen und Muskeln des Rückens, die in diesem Buch erwähnt werden. Bei den lateinischen Bezeichnungen sind die deutschen Namen in Klammern angegeben.

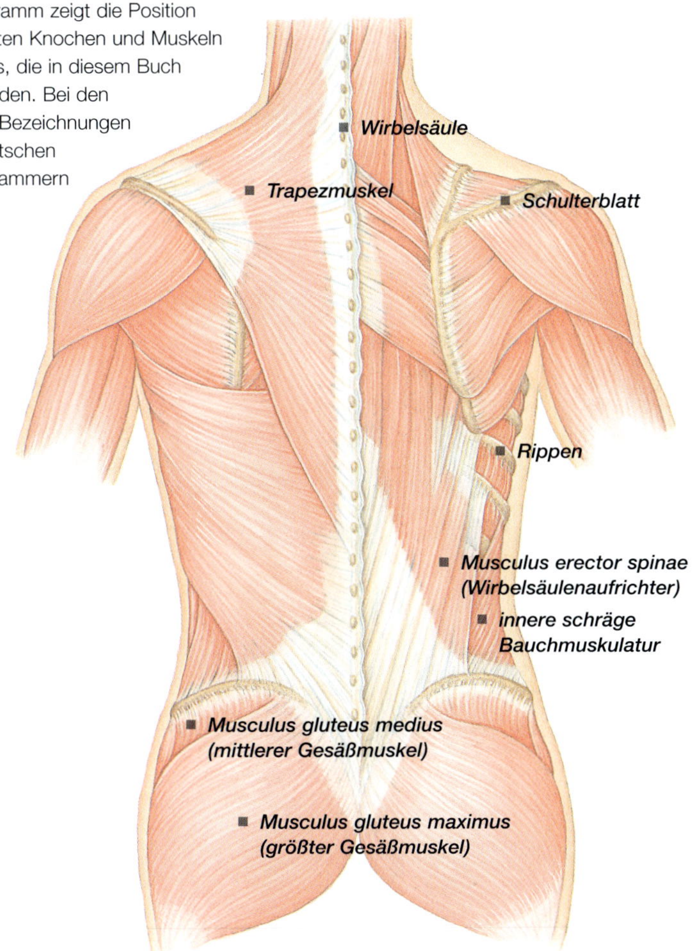

OSTEOPATHIE Therapie, bei der Körperstellen von Hand bearbeitet werden, ausgehend von der Annahme, daß sich dadurch die richtige Funktionsfähigkeit des Skeletts und anderer Gewebe wiederherstellen läßt

OSTEOPHYTEN Knöcherne Auswüchse, die sich durch Abnutzung innerhalb eines Gelenks oder an den Kanten eines Gelenks bilden und häufig Arthritis verursachen

PHYSIOTHERAPIE Therapieform, bei der verschiedene Maßnahmen (z. B. Gymnastik, Manipulation, Wärmebehandlung und Elektrotherapie) eingesetzt werden, um Störungen und Erkrankungen zu behandeln

QUERFORTSATZ Knochensporn, der zu beiden Seiten des Wirbelbogens hervortritt und eine Ansatzstelle für die Bänder und Muskeln der Wirbelsäule bietet

RHEUMATOLOGE Spezialist, der Entzündungen und Schmerzen in Muskeln, Gelenken und Bindegewebe behandelt

RIPPENWIRBELGELENK Gelenk zwischen einer Rippe und einem Wirbel

RÜCKENMARK Unterer Abschnitt des zentralen Nervensystems, der sich von der Basis des Gehirns durch den Wirbelkanal bis zur Lendenwirbelsäule hinunterzieht und in einem dünnen Faden ausläuft. Vom Rückenmark zweigen durch die Zwischenwirbellöcher immer wieder Nervenwurzeln ab

WIRBEL 33 kleine Knochen, die zusammen die Wirbelsäule bilden

WIRBELKANAL (SPINALKANAL) Knochensäule, die von sämtlichen Wirbeln gebildet wird und das Rückenmark schützend umhüllt

WIRBELKÖRPER Dicker, gerundeter Knochen an der Vorderseite jedes Wirbels

ZWISCHENWIRBELLOCH Öffnung an jeder Seite eines Wirbels

MUSKELN UND KNOCHEN: VORDERANSICHT

Dieses Diagramm zeigt die Position der wichtigsten Knochen und Muskeln an der Vorderseite des Körpers, die in diesem Buch erwähnt werden. Bei den lateinischen Bezeichnungen sind die deutschen Namen in Klammern angegeben.

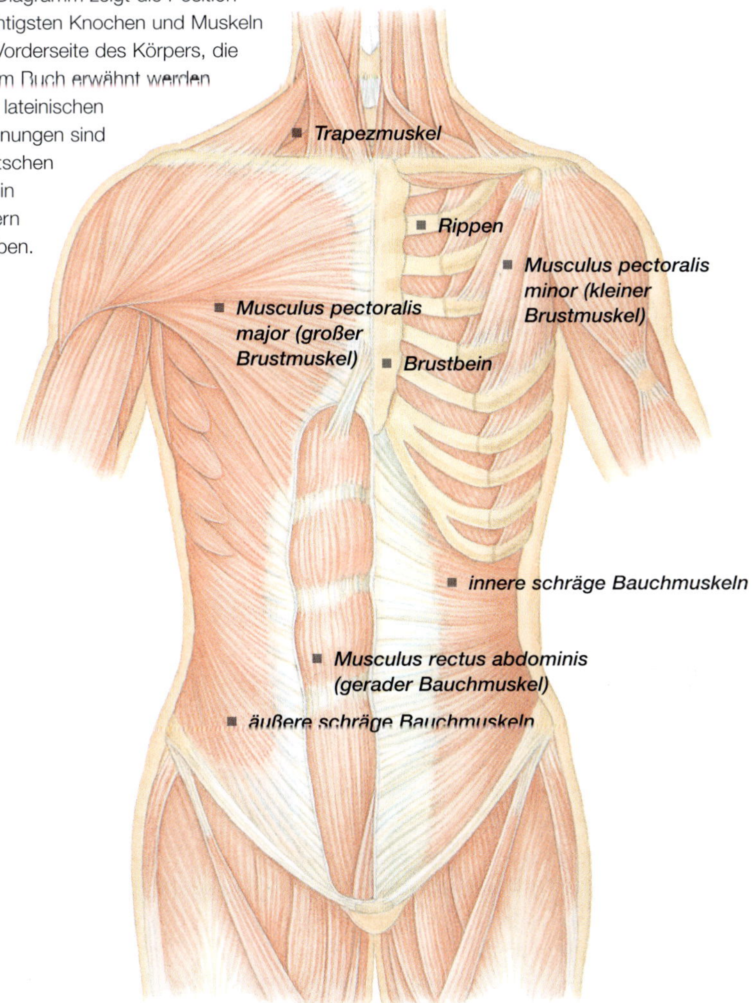

Register

DANKSAGUNGEN

Ich danke Nigel Perryman für seine »konstruktive« Kritik, die dieses Buch erheblich besser werden ließ, obwohl der Zeitplan dadurch ein wenig durcheinandergeriet; seinem Sohn Tom Perryman, der gezwungen war, viele der Übungen zu machen, ehe ich ihm sein Abendessen vorsetzte; und Wuss Jones für die Geduld, mit der er meine Bemühungen ertrug, seinen Rücken auf Vordermann zu bringen, obwohl er eigentlich mein Badezimmer renovieren sollte! Besonders dankbar bin ich meiner Redakteurin Kelly Thompson für ihren unerschütterlichen Humor, ihre Professionalität und ihre »Pingeligkeit« und Jules Selmes, einem hervorragenden Fotografen, der mir während der Fotosessions viele heimliche Pausen ermöglichte und es mir auf höchst diplomatische Weise ausredete, mich als Model zur Verfügung zu stellen.

Bildnachweis

6 (rechts) SPL, **7** (ganz links) BSIP DR. T. Pichard/SPL, **9** GJLP/SPL, **82** Scott Camazine, Sue Trainor/SPL, **86** Alfred Pasieka/SPL, **88** (Mitte) Ouellette & Theroux, Publicphoto Diffusion/SPL, **88** (rechts) BSIP CH Themale Soiel/SPL, **89** Hattie Young//SPL, **91** Dan McCoy/ Rainbow/Medipics

SPL = Science Photo Library

Bildresearch Sandra Schneider